ヒトの一生の生理学

生から死まで

富田忠雄・長 琢朗・瓦林達比古［著］

九州大学出版会

はじめに

　本書は「ヒトの一生」について，精子による卵子の受精から，胎児の発育，出産，新生児，幼児の成長，思春期の特徴，肥満などの成人病，老化，死亡までの過程を生理学的見地からまとめている。このように幅広い領域についての著書は今まで発行されていないと思われる。遺伝子などの分子生物学まで含んだ，かなり専門的な内容であるけれども，学生を含め，基礎から臨床までの多くの医学関係者に読んで頂きたいと思っている。

　われわれの体は驚くほどの長い期間の進化の過程で形成されてきているが，これらは核酸（DNA, deoxyribonucleic acid）からなる遺伝子の変異の結果である。両親の遺伝子は子供で組み合わされ，さらに孫，ひ孫と子孫が続く限り維持されていき，われわれは遺伝子によって生き続けているといえる。

　ヒトの一生も殆どの過程がこの遺伝子の働きに依存しているといっても過言ではない。さらに，体を構成する臓器の働きは脳の視床下部の影響下にある内分泌（ホルモン），自律神経，臓器内の局所的に働くホルモンやサイトカインといった複雑な制御系で制御されている。これらを出来るだけ総合的にとらえて体の働きを述べることにしている。

　最近は基礎，臨床を問わず，各分野で細分化，専門化がかなりの速度で進んでいて，他領域の知識が稀薄になってきている傾向がみられる。しかし，出来るだけ幅広く総合的な見識を持つことが，特にヒトを対象とした医学関係者には重要であると考えられる。基礎医学の教育を終え，臨床医学を学び始める頃の学生が，われわれの一生についてある程度まとめて考えるために読まれることを期待している。

　最近，テレビや新聞などによって種々の新しい情報に接することが多くなってきているが，この本にはかなり最近得られている専門的な内容もある程度含まれているので，手元に置いて参考書として利用できる価値もあると思われる。

　なお，記載されている用語は出来るだけ生理学用語集（日本生理学会編，改訂第5版，南山堂）および解剖学用語（日本解剖学会編，改訂11版，丸善）に従っている。

目 次

はじめに ……………………………………………………………………………… i

緒　言 ………………………………………………………………………………… 1

Ⅰ　胚子（embryo）の発生 ………………………………………………………… 5
　　1. 自己の複製（種族の維持）　5
　　2. 遺 伝 情 報　5
　　3. 体細胞の分裂　10
　　4. 生殖細胞の形成（減数分裂 meiosis）　11
　　5. 受精後の変化　12
　　6. 胚盤胞（blastocyst）の形成　14
　　7. 着床（implantation）　14
　　8. 胎盤（placenta）の形成　17
　　9. 胚子期（embryonic period）の臓器形成　17
　　10. 脊索（notochord）の形成　19
　　11. 体軸の形成　19
　　12. 原腸胚の形成（gastrulation）　20
　　13. 循環系の形成　20
　　14. 神経胚形成（neurulation）　24
　　15. 細胞死（アポトーシス apoptosis）　24
　　16. 自己と免疫系　25

Ⅱ　胎児の発育 ……………………………………………………………………… 27
　　1. 妊 娠 週 数　27
　　2. 胎児（受精後第9週以降）の発育　29
　　3. 循環系の発育　30
　　4. 造 血 機 構　34
　　5. 羊　 水　35
　　6. 消 化 器 系　35
　　7. 呼 吸 器 系　38
　　8. 泌尿器（腎臓）　40
　　9. 内 分 泌 系　42
　　10. 生 殖 器　47
　　11. 骨 形 成　49

12. 骨　格　筋　　51
　　13. 神　経　系　　52

Ⅲ　分娩（出産 parturition）および哺乳 …………………………………………57
　　1. 分娩の開始　60
　　2. 分娩経過　62
　　3. 胎盤剥離（placental separation）　63
　　4. 産褥（puerperium）　64
　　5. 哺乳（授乳 lactation）　64

Ⅳ　生後の発育 ……………………………………………………………………69
　　1. 発育の過程　71
　　2. 発育の特徴　72
　　3. 新生児期の代謝　73
　　4. 体　　温　74
　　5. 出産後の心肺機能の変化　74
　　6. 血　　液　76
　　7. 腎 臓 機 能　76
　　8. 内 分 泌 系　76
　　9. 中枢神経系　77
　　10. 睡　　眠　78
　　11. 感 覚 機 能　80
　　12. 運 動 機 能　81

Ⅴ　思春期（puberty）……………………………………………………………83
　　1. 内分泌系の変化　83
　　2. 体形の変化　84
　　3. 骨の成長およびリモデリング　84
　　4. 骨格筋の発達　86

Ⅵ　性行動および妊娠 ……………………………………………………………87
　　1. 本　　能　87
　　2. 卵子および卵胞形成　87
　　3. 女性の性周期　89
　　4. 月 経 周 期　90
　　5. 排　　卵　91
　　6. 黄 体 形 成　91
　　7. 精 子 形 成　92
　　8. 勃起（erection）　92
　　9. 射精（ejaculation）　93

10. 受精（fertilization）　93
　　11. 妊娠（pregnancy）　94
　　12. 人工授精（artificial insemination）　95

Ⅶ　成　人　期 ·· 97
　　1. メタボリックシンドローム（metabolic syndrome 代謝症候群，内臓脂肪症候群）　97
　　2. 脂　肪　代　謝　98
　　3. 脂肪組織から分泌される活性物質　101
　　4. 脂肪蓄積（肥満症 obesity）　102
　　5. 脂質代謝とメタボリックシンドローム　104
　　6. 糖代謝とメタボリックシンドローム　104
　　7. 食欲制御物質　106
　　8. 高血圧（Hypertension）　110

Ⅷ　老化（senescence） ··· 113
　　1. 日本人の平均余命（average life expectancy）　114
　　2. 健康寿命
　　　（healthy life expectancy, disability-free life expectancy, healthy life years）　114
　　3. 細胞の老化　115
　　4. 加齢による臓器の機能変化　121

Ⅸ　個体の死 ·· 133
　　1. 寿命（死）　133
　　2. 平均寿命（average life span）　133
　　3. 脳　　死　135

　　おわりに ·· 137
　　索　　引 ·· 138

緒　　言

　「ヒト」の一生について出来るだけ生理学的な見地から考えてみたいと思ってこの本を企画した。生物学的なヒトの学名は Homo sapiens（homo（人），sapiens（分別のある）（Linnaeus, C. 1758））で，社会的には通常ヒトを「人間 human being」あるいは「人 man」として表わし，医学的には一般に「身体 body」と「意識 consciousness あるいは精神 mind」に分けて用いている。ヒトの一生の終わりは死であるが，死については心臓死や脳死など，その判定を含めて少し複雑な問題はあるにしても，比較的認識し易い。しかし，ヒトの一生の始まりをどの時点にするかは考え方にかなりの違いがあり得る。「ヒト」についていろいろの観点から述べてみたい。

　われわれ人類は遺伝と進化によって地球上に生き続けていて，母親の卵子に父親の精子が入り込む受精，そして子宮内膜への着床という過程によって，新しい個体が母親の生殖器内で発生し始める。つまり，両親からの生きた細胞が合体して生じた細胞（受精卵，接合子）が両親の遺伝子を基にして分裂を繰り返して我々の個体が作り上げられる。受精の時点が新しい生命の誕生であるが，この受精卵をヒトと呼ぶことはまだ無理であろう。受精卵から順を追って，胚盤胞，胎児，新生児，幼児，小児，成人（青年，壮年，中年），老人の期間を経ることで一生を終える（図1）。

　これらの期間を明確に区別するのは難しいが，一般には，出産後28日までを新生児，1歳までを乳児，2歳までを幼児としている。厚生労働省の資料では出生後を幼年期（0～4歳），少年期（5～14歳），青年期（15～24歳），壮年期（25～44歳），中年期（45～64歳），高年期（65歳以上）に分けている。民法第4条では年齢20歳以上を成人としているが，婚姻していれば民法第753条で20歳未満でも成人とみなしている。学校教育に関しては満1歳から小学校就学前までを幼児，小学校における初等教育期間は児童，中学校および高等学校における教育期間は生徒，それ以上の高等教育の期間は学生と呼んでいる。

　発生の過程で種々の組織や器官の形成がほぼ終了し，ヒトと呼べるような形態に近づく受精後第8週（最終月経初日から計算すれば妊娠10週）以降を胎児と呼んでいるので，この時点を一生の始めと考えることは可能かもしれない。しかし，現在の医療の助けを借りても，母体外で生存可能なのは妊娠22週以降とされているので，この時点をヒトの一生の始めとする方がより適した考えであるといえる。

　人工妊娠中絶は胎児の「生きる権利」を認めるという倫理的見地から「胎児が母体外において，生命を保続することのできない時期に，人工的に，胎児及びその付属物を母体外に排出することをいう」とされている（母体保護法第2条，第2項）。この時期は昭和28（1953）年の母

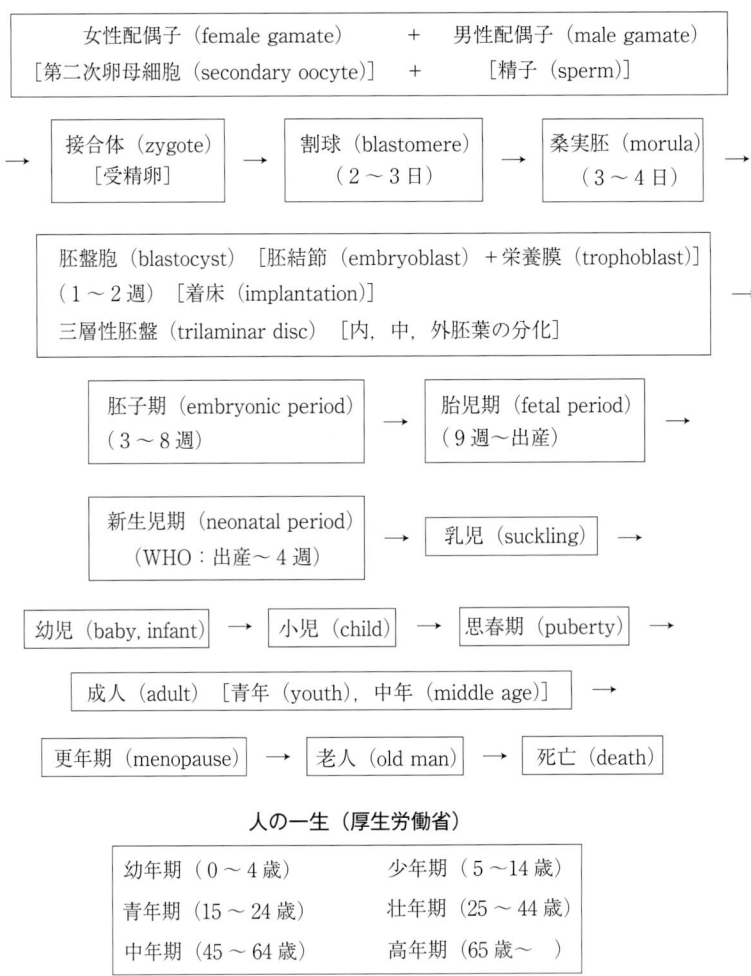

図1 ヒト（Homo sapiens），人間（human being, man）

体保護法では「通常妊娠8月未満」とされていたが，医学の進歩にともない，昭和51（1976）年には「通常満24週未満」とされ，さらに平成3（1991）年からは「通常満22週未満」に改められている。医療技術の進歩や社会の倫理観などでこの時期がさらに変更される可能性が考えられる。

民法第3条第1項では私権の享有は出生に始まるとしていて，出生によって人は権利の主体である地位を得るとしている。日本の刑法では殺人罪は「人」を殺害した場合で，「幼児はすでに人間」として認め，「胎児はいまだ人間でない」とし，胎児の生命を守るための規定は「堕胎罪」のみで，過失による場合は罪に問われない。医学的な人工妊娠中絶は，前に述べたように妊娠満22週未満までとされているが，都道府県医師会によって指定された母体保護法指定医師によって，指定された施設においてのみ実施される。

緒　言

　ヒトとしての生命が始まるのは受精卵の細胞分裂がある程度進んだ胚の段階，あるいは，ある程度体の形が形成されてきた段階であるといった考えがあるが，ローマ教皇庁のバチカン宣言（1974 年）では受精の瞬間からヒトであるという立場をとっている。欧州議会では遺伝子操作の倫理的，法的問題に関する決議において，受精直後の接合子の保護が必要であり，恣意的な実験の対象にしてはならないとしている。一方，日本では受精から 14 日以内の胚に限り，厳しい条件付きで使用を認めている。最近，人工授精や遺伝子操作などの学問的，技術的進歩が著しく，今後，ヒトの生命について社会的認識が変わっていくと考えられる。

　ヒトを含めて高等な動物の個体はいろいろの臓器からなり，それらの臓器はそれぞれの機能を分担して個体を維持し，さらには生殖活動によって種族を維持するように働いている。全ての臓器は数多くの細胞が集まって作られていて，臓器の機能は結局これらの細胞の総合的な働きに依存している。母親の卵子と父親の精子の出会いで始まった発生過程の細胞分裂の段階で，遺伝子を基に非常に性質の異なった細胞に分化し，分化した細胞が集まり，影響し合って，消化器，呼吸器，循環器，泌尿器，生殖器などの臓器を構成し，それぞれの機能を分担して個体の生命を維持している。

　ヒトの一生は出生後，新生児として始まるとするのが最も一般的な考えであろう。しかし，生命活動に伴った機能を取り扱う生理学からみれば，受精後の変化は総て連続した過程であるので，受精によって始まる発生過程から考慮するのが適切であろう。発生および初期の発育は総て母体の子宮内で短期間に，非常に速くかつ著しく変化する過程であり，研究についての倫理的な問題もあるので生理学的な研究が難しく，解明されていないことが多い。

　生理学関係の多くの著書は主に成人の器官や臓器を対象とし，それらの機能について述べている。しかし，これらの臓器がどのように作られて働き始めるかといった発生過程や胎児の成長，および分娩や出産後の発育，さらに老化などについて機能的（生理学的）な面からはあまり考察されていない。本書は胎児の発育から老化まで，ヒトの一生について体の形態や機能がどのように変化していくかを生理学的見地から説明しようと試みたものである。

　最近，成人では肥満の傾向により，いわゆるメタボリックシンドローム（metabolic syndrome）によって引き起こされる糖尿病や循環器の疾患などが問題になり，平均寿命の延びによって骨粗鬆症などが多くなってきている。これらの病態生理学についても出来るだけ新しい知見を含めて述べている。

I 胚子（embryo）の発生

1. 自己の複製（種族の維持）

　無生物は（結晶などの例外的なものを除き）時間と共に次第に分解され，無秩序（エントロピーが増大した不規則）な状態になっていく．一方，生命を持つ生物は生きている限り，周囲から栄養素（糖，タンパク質，脂肪）など必要な物質を取り入れ，取り入れたエネルギーを利用して秩序を作り上げ（エントロピーを減少させ），細胞や臓器の機能を一定の範囲内に保つこと（恒常性の維持）によって生命を維持している．しかし，総ての生物の個体には寿命があるため，生物の種を維持していくには新しい個体を作り上げ（複製し）なければならない．これには生殖活動とゲノム（genome）[1]に含まれる遺伝情報に基づくタンパク質の合成が重要な働きをしている．遺伝子は個体の複製だけでなく，個体の生命の維持に必要なタンパク質の産生にも関わっている．タンパク質にはエネルギー源としての栄養素の役割もあるが，それ以上に，生命を支える多くの機能に直接関わる非常に重要な物質である酵素として化学反応を制御して，消化吸収，エネルギー代謝や物質代謝などを支え，神経—筋肉の働き，生体の防御に当たる免疫系などに関与して日常活動を維持するという働きがある．さらに，発育や種族の維持を含め，生命の根源的な働きを可能にしている．この意味で，タンパク質の合成に与かる核酸の遺伝子が存在しない生命はないといえる．

　ヒトを含めた動物では母親の生殖細胞（卵子 ovum）に父親の生殖細胞（精子 sperm）が受精して接合子（zygote）となり，個体の複製（発生）が始まることで，新しい生命が生まれる．接合子は細胞分裂を繰り返し，生殖細胞（配偶子 gamete）と体細胞（somatic cell）に分かれ，前者は遺伝情報を次の世代に伝える役割をもち，体細胞は体を形づくり，異なった機能をもつ非常に多くの細胞集団に分化し，個体を維持していく．

2. 遺 伝 情 報

　遺伝情報を伝える DNA は ribose（五炭糖）の $2'$ の位置の水酸基（-OH）が H に置き換えられた deoxyribose，$1'$ の位置に結合した塩基，および $5'$ の位置の水酸基にリン酸基が結合し

---

[1] ゲノム：総ての遺伝情報を伝えるのに最低必要な遺伝子の集団で，核酸（deoxyribonucleic acid, DNA）からなる遺伝子（gene）と遺伝子を含む染色体（chromosome）の合成語．

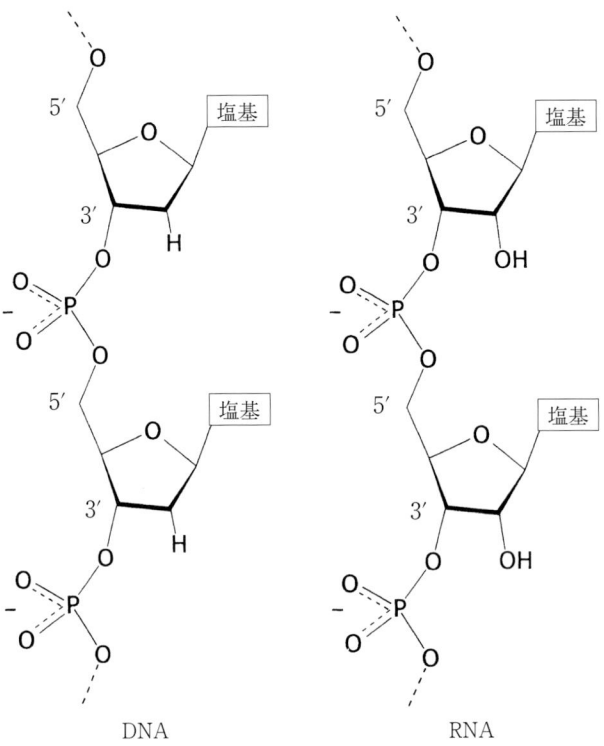

図 I - 1　DNA および RNA
DNA は糖である deoxyribose に塩基（adenine, cytosine, guanine, thymine）が結合し，リン酸で鎖状に繋がっている。RNA は deoxyribose が ribose になり，塩基の thymine が uracil に代わっている。

た nucleotide からなっている。水酸基がないため加水分解を受けず，安定性が高いという特徴がある。DNA はリン酸基が隣の nucleotide の 3′ の位置の水酸基と結合して鎖状に繋がっている。この鎖は 1 つの ribose の 5′ から次の ribose の 3′ へ向かう方向を基準としている（図 I - 1）。DNA 鎖の塩基には adenine（A），thymine（T），guanine（G），cytosine（C）の 4 種があり，これらの塩基の配列に遺伝情報が含まれている。

　DNA の遺伝情報を基にして 20 種のアミノ酸が選ばれて，タンパク質の一次構造から，さらに高次構造が作られ，これらのタンパク質の相互作用によって細胞の特定の生理機能が営まれる。約 3 万個の遺伝子の情報から時と場所に応じていろいろの種類の必要なタンパク質が作り出される。総ての細胞はほぼ同じ膨大な数の遺伝子を持っているが，それらの遺伝子の中の特定の遺伝子が必要に応じて働くようになっている。特定の細胞で，特定の時期に，特定の遺伝子の働きを開始させたり停止させたりして，必要な種類のタンパク質を，適当な量だけ合成するというタンパク質合成の制御機構が非常に重要な働きをしている。

　DNA には 30 億（3×10^9）程の数の塩基が配列しているが，実際に遺伝子としてアミノ酸の産生に関与するのはその 1.5％（4.5×10^7）に過ぎないとされている。1 分子のタンパク質の

合成に平均1,000塩基が必要とされるので、計算上では4.5万（4.5×10^4）種類のタンパク質が合成され得る。

2本のDNA鎖は特定の塩基を相手として結合し、ラセン状にねじり合って、直径2 nm（2×10^{-9} m）程の二重ラセン（double helix）の構造になっている。これらのDNA鎖を結び付けている塩基の組み合わせはAとT、およびGとCとなっていて（A→T、T→A、G→C、C→G）、これらを相補的塩基対（complementary base pair）と呼んでいる。

ⅰ）染色体（chromosome）

DNA鎖はタンパク質（主にヒストン）の塊の周りを取り囲んでクロマチン（chromatin 染色質）といわれる複合体を作り、分裂期以外は複雑に折りたたまれて核の中に拡がって46本の染色体として存在している。これらは父親からと母親からの23本ずつの染色体に由来するもので、それらは同じ性質の染色体（相同染色体 homologous chromosome）が対をなしていて二倍体（diploid）とよばれている。23対のうち22対は常染色体（autosome）であるが、1対は性染色体（sex chromosome）で、男性ではX、Y、女性ではX、Xとなっている。X染色体は1890年にホシカメムシ（Pyrrhocoris）で発見され、神秘的で珍しいとの意味でXと名付けられ、Y染色体は1905年にゴミムシダマシ（Tenebrio）の幼虫で発見され、アルファベット順でYと名付けられた。X染色体は大きくて細長く、Y染色体は小さくて短いという僅かな重量差を利用して分離し、男女を産み分けることが可能になってきている。現在、X精子は90％、Y精子は70％の確率で選択できるとされているが、日本産科婦人科学会では一般的な男女の産み分けを禁止している。

細胞分裂が近くなると、クロマチンが凝縮して直径700 nm程度の複雑に折れ重なった棒状の染色体を形作って、顕微鏡で見えるようになってくる（図Ⅰ-2）。DNAは自分と同じDNAを複製して分裂後の娘細胞に伝える役割と、細胞質に存在するリボ核酸（ribonucleic acid, RNA）に遺伝情報をコピー（転写 transcription）して必要なタンパク質を合成する役割をもっている。遺伝子の情報に基づいてタンパク質が作られることを「遺伝子の発現 gene expression」と表現している。

個体の生命や種族を維持するには細胞の分裂が必須の過程である。我々の体は受精卵から細胞分裂を重ねながら次第にそれらの細胞の性質が変化（分化）し、数種の似た性質の細胞が集まって組織となり、異なった組織が集まって臓器が作られていく発生の過程を経て、これらの多くの臓器がそれぞれの機能を分担して体全体の生命活動を維持しながら発育していく。どのような形の臓器や体が作られ、どのような機能を持つようになるかという過程には、細胞の核に存在している染色体のDNAに含まれている遺伝情報が非常に重要な働きをしている。

細胞が分裂して2個の娘細胞が生ずる場合には、DNAの二重ラセン（2本鎖）の対をなしている塩基の結合がはずれて1本ずつの鎖に分かれながら、それぞれの鎖の塩基（A、G、C、T）に対し、次々にそれぞれの新しい相補的塩基が結びついていって、元の二重ラセンと

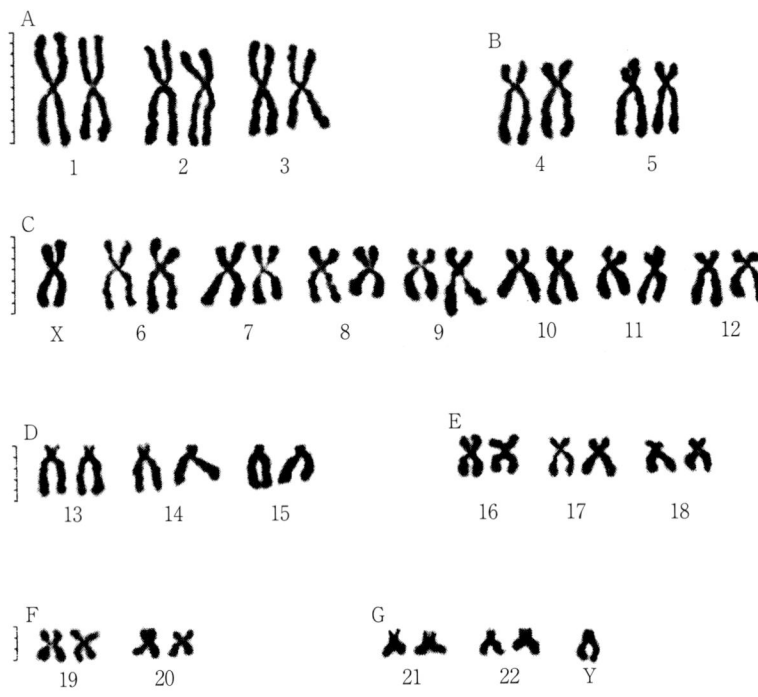

図 I-2 ヒト（男性）の染色体（培養白血球）
両親に由来する 22 対の染色体（相同染色体）および X, Y の性染色体（女性では X, X）。相同染色体は大きさの順に番号が付され，長腕および全長に対する短腕の長さの比で A から G の群に分けられている。左端の目盛りは μm。（Encyclopedia Britannica から編集）

全く同じ 2 本の二重ラセンが複製されていく。このように最初の DNA 鎖と遺伝的に等しい塩基配列を持った二重ラセンが 1 つずつそれぞれの娘細胞の核内に取り込まれる。

ii）転写

DNA の塩基配列を基にしてアミノ酸が作られる過程は DNA の塩基配列を RNA （ribonucleic acid）の塩基配列に移す（転写する）ことから始まる。RNA では DNA の deoxyribose の 2′ の位置の H が水酸基（-OH）である ribose となり，さらに，塩基の T が U になっている。それで，U が A の相補的塩基となり，DNA の塩基 A，T，G，C はそれぞれ RNA の塩基 U，A，C，G と対（A→U，T→A，G→C，C→G）をなす。

DNA の遺伝情報を基にしてタンパク質を合成出来るようにするまでの過程には，RNA polymerase の働きを介して 3 種の RNA がそれぞれ次の段階に関与している。①mRNA （messenger RNA 伝令 RNA）は一方の DNA 鎖の塩基配列を写し取って，タンパク質のアミノ酸配列を指定し，②rRNA（ribosome RNA リボソーム RNA）はリボソーム[2]におけるタンパク質合成（翻訳）に与かり，RNA 総量の約 90％を占め，③tRNA（transfer RNA 運搬 RNA）

はmRNAの相補的塩基と特定のアミノ酸を結合させる部分をもち，mRNAの塩基配列に従ってリボソームへ合成に必要なアミノ酸を運ぶ．tRNAには40～50種類が存在する．RNA polymeraseにはⅠ，Ⅱ，Ⅲの種類があり，polymerase ⅡがmRNA，ⅢがtRNAを，ⅠがrRNAを合成する．転写がDNA鎖のどの部分で，どのような場合に始まるか（どの遺伝子の働きがいつ発現するか）は細胞の性質の変化（分化）や個体の発生にとって非常に重要な過程である．

　転写はRNA polymeraseがDNAの二重ラセンの特定の部位（転写開始点）に結合し，その部位から1本鎖に開きながら鋳型となる一方のDNA鎖の塩基配列を，転写終結部位まで5′から3′の方向へ読み取っていく．転写開始部位および終結する部位は，それぞれDNA鎖に存在するpromoterとterminaterと呼ばれる遺伝子をRNA polymeraseが認識することによる．転写は転写調節要素によって促進されたり抑制されたりするが，この過程はこれらの要素に特定の転写因子（enhancer 促進因子，represserおよびsilencer 抑制因子）が結合することによって制御されている．このような複雑な過程によって，タンパク質の合成が調節されて細胞の機能が維持されている．

　DNA鎖の特定部位の塩基配列がRNAの塩基配列に転写された後に，不要な部分が除かれる過程（processing）を経て，最終的なmRNAとなって核から細胞質へ出て，リボソームでタンパク質が合成される．除かれる不要な部分はintronと呼ばれ，その両側のexonが結ばれてタンパク質の合成に用いられる．1つのタンパク質の合成のために転写された最初のmRNAに含まれるintronの数は1～40個程で，タンパク質によってかなりの差がある．除かれたintronは核内で分解されて処理される．

ⅲ）翻訳（translation）

　DNAの塩基配列がmRNAの塩基配列に転写され，このmRNAの塩基配列に従ってアミノ酸が合成されていく過程を翻訳とよんでいる．核から細胞質へ移ったmRNAはrRNAを含むリボソームで5′から3′の方向へ並んだ3塩基を1組とするコドン（codon 暗号子）に対応するアミノ酸（表Ⅰ-1）がtRNAによって運ばれてきて，次々に結合してポリペプチド鎖となり，さらに約40個以上のアミノ酸が繋がることによってタンパク質が合成されていく．この場合，一方のアミノ酸はアミノ基（-NH$_2$）のHと他方のカルボキシル基（-COOH）のOHがH$_2$Oとして除かれるペプチド結合によって繋がっていく．コドンは3個の塩基配列で構成されるので，4種のRNAの塩基（A，U，G，C）が3個並んだ配列（triplet）が合成されるアミノ酸に対応して，コドンとなっている．その数は4個の塩基から3個選ぶ組み合わせで，$4^3 = 64$種のコドンが存在し得るが，表Ⅰ-1に示すように，異なったコドンが同じアミノ酸に対応していて，翻訳の開始および停止として用いられるものもあるので，実際には20種のアミノ酸

2）リボソーム：15～30 nmの細胞内の小顆粒で，タンパク質合成の場であり，細胞内に10^3～10^6個存在している．

表 I-1 アミノ酸（20種）を合成するコドン（RNAの塩基配列）

Phenylalanine	UUU	UUC		
Leucine	UUA	UUG	CUU	CUC
	CUA	CUG		
Isoleucine	AUU	AUC	AUA	
Methionine	AUG			
Valine	GUU	GUC	GUA	GUG
Serine	UCU	UCC	UCA	UCG
	AGU	AGC		
Proline	CCU	CCC	CCA	CCG
Threonine	ACU	ACC	ACA	ACG
Alanine	GCU	GCC	GCA	GCG
Tyrosine	UAU	UAC		

Histidine	CAU	CAC		
Glutamine	CAA	CAG		
Asparagine	AAU	AAC		
Lysine	AAA	AAG		
Aspartate	GAU	GAC		
Glutamate	GAA	GAG		
Cysteine	UGU	UGC		
Tryptophane	UGG			
Arginine	CGU	CGC	CGA	CGG
	AGA	AGG		
Glycine	GGU	GGC	GGA	GGG

A：アデニン，C：シトシン，G：グアニン，U：ウラシル
AUGは開始コドン，UAA，UAG，UGAは停止コドンとして用いられる。

が合成される。

翻訳によって合成されたタンパク質は部分的に適当な修飾（翻訳後プロセシング）がなされ，さらに細胞内の情報伝達系を介したいろいろの因子によって影響を受けながら，それらの機能を発揮する。タンパク質は酵素としてエネルギー代謝，物質代謝を制御している。同時に細胞膜での物質の動きを調節して受容体を介した生体内外の情報伝達に与かり，細胞の動きを基にした体の部分的，全体的動きなど殆どの過程で必須の働きをしている。

3. 体細胞の分裂

既に述べたように，どのような形の臓器や体が作られ，どのような機能を持つようになるかは細胞の核に存在している染色体のDNAに含まれている遺伝情報が非常に重要な働きをしている。体細胞が分裂する場合はDNA鎖の複製によって染色体を倍にして，それぞれ一方の染色体を含んだ細胞に分裂するので，分裂後も同じ23対（46個）の染色体を含んでいる。細胞分裂は核分裂（mitosis）と細胞質分裂（cytokinesis）からなり，核分裂には分裂によって生じる2個の娘細胞の核に同じ遺伝子を持つ複製されたDNAが取り込まれる複雑な過程が含まれ，前期（prophase），中期（metaphase），後期（anaphase）及び終期（telophase）に分けられる。

DNA鎖は分裂期以外では核内に広く分布しているが，分裂前期になると同じ塩基配列（遺

伝子）をもつDNA鎖が複製されて2倍量となり，これらは元の染色体と複製された染色体が染色分体（chromatid）として並列し，その一部が中心節（centromere，動原体 kinetochore ともいわれる）で接し合っている。核膜は次第に消失していく。分裂中期になると対になっている染色分体は次第にコイル状に重なり合い，折りたたまれて太く棒状に凝縮し，光学顕微鏡で見えるようになってくる（図I-2）。染色分体の中心節は紡錘糸によって細胞の両端に存在する中心体（centriole）と結ばれ，細胞の中央部（赤道面）に並んでくる。後期になると接し合っていた染色分体が分かれて紡錘糸によって次第に両側の中心体の方へ引かれていく。終期では分かれた染色体（46本）を囲んでそれぞれの核膜が形成され，折りたたまれていた染色体がほどけて核内に拡がっていく。終期になると細胞のくびれが生じて細胞質が分けられていき，その溝が深くなって分裂し，それぞれの核を含んだほぼ同じ大きさの娘細胞が生じる。

　細胞分裂を繰り返す場合，分裂が終わるとかなりの期間は休息期$_1$（G_1期 gap$_1$）に入り，複製されたRNAを基に合成されたタンパク質によってその細胞独自の機能を発揮する。その後，次の分裂に備えてDNAを合成して対をなす染色分体を生じるDNA合成期（S期 synthesis）を経て，再び休息期$_2$（G_2期）の後に分裂を始める分裂期（M期 mitosis）となる。このような分裂の周期の長さは細胞の種類によって非常に異なっている。

4. 生殖細胞の形成（減数分裂 meiosis）

　減数分裂は，生殖細胞（卵子と精子）が形成される過程において，染色体が体細胞の半数の23本になる細胞分裂で，第I，第IIの2段階で行われる。第I分裂の前期では，父親からと母親からの相同染色体のDNAの複製によって生じた染色体分体は，体細胞の分裂の場合と違って対になって接触し，それらの相同染色体の間の一部が交差して交換される。この結果，父親からと母親からの遺伝子の間で混じり合いが起こり，その頻度は染色体全体で30〜40ヶ所（1染色体当たり1〜2ヶ所）とされている。このようにDNA鎖の部分的交換がなされた染色体は細胞分裂によって別々の娘細胞（生殖細胞）へ取り込まれる。この結果，それぞれの染色体には両親からの遺伝子がある程度混じり合って存在している。これらの相同染色体は分かれて別々の娘細胞の核に収まるので，各娘細胞には23個の対になった染色分体が含まれている。

　次の第II段階の分裂では23の対になっている染色分体が中心節ではずれて，それぞれ23本の染色体が中心体の方へ移動してそれぞれの娘細胞の核内に収まり，半減した染色体（haploid）をもつ2個の娘細胞が形成されていく。

　減数分裂の過程で卵子および精子が生ずる場合，それぞれに相同染色体23対の一方が完全に独立的に選ばれるとすれば，組み合わせは$2^{23} = 8,388,608$通りとなる。さらに，減数分裂で相同染色体の間で交差による部分的な入れ替えが起こることによって両親とは遺伝的にある

程度異なってくる。このように，母親および父親の遺伝的特徴の現われは兄弟，姉妹の間で異なる。一卵性双生児の場合は同じ染色体を持っているが，発生や発育のいろいろの段階で，働く遺伝子の活性化（遺伝子の発現）にある程度の差が生じ得る。

性の決定

遺伝子は44本の常染色体と性の決定に関わる2本の性染色体に含まれ，性染色体は女性ではXX，男性ではXYであるので，減数分裂によって卵子はXのみの性染色体を含むが，精子はXあるいはYのどちらかの性染色体を含む。したがって，子供の性は父親の精子のYとXのどちらの染色体が卵子のXと出会うかによって決定され，XYとなれば男性，XXとなれば女性となる。Y染色体が含まれる胎児では睾丸が発育し，その精巣から分泌される男性ホルモンが脳の視床下部に作用して，思春期になっても性ホルモンの分泌に周期的変動は現われない。一方，Y染色体が存在しなければ女性の生殖器が発育し，思春期になると女性ホルモンの分泌に性周期が現われる。

男性の性染色体はXYであるので，Y染色体に含まれる遺伝子は代々父親を通して男子のみが受け継いでいく。したがって，父親のY遺伝子に異常があれば遺伝的疾患として男性児に症状が現われることがある。一方，女性の性染色体は相同染色体のXXであるので，一方の遺伝子に異常があっても遺伝的に劣勢であれば，他方の正常な遺伝子のために症状は現われない。

5. 受精後の変化

受精の過程は「Ⅵ 性行動および妊娠」に含まれているので，ここでは受精後の過程について述べることにする。卵子は排卵後24〜28時間以内に精子によって受精されると，卵管内を細胞分裂を繰り返しながら子宮の方へ移動し，子宮内膜に達して着床する。発生の初期の段階の細胞は胚性幹細胞（embryonic stem cell，ES細胞）で，全ての種類の細胞へ分化できる可能性をもっているので特に全能性幹細胞（pluripotent stem cell）と呼ばれる。しかし，細胞分裂を繰り返していくと，細胞の分裂によって生じた1対の娘細胞の一方は分裂前と同じように複製された細胞（幹細胞 stem cell）となるが，他方は核内の遺伝子（DNAの塩基配列）の情報に基づいて分裂毎に順を追って性質を変え，次第にそれらの細胞からは同じ性質をもった娘細胞だけが生じるようになり，組織や臓器を構成する特定の細胞群へと分化していく。これらの変化は周囲の細胞との位置などの微小環境（ニッチェ niche）において，周囲の細胞との相互作用が関係している可能性が考えられるが，まだ充分には解明されていない。このようにして，母体の子宮内で9〜10ヶ月程の間に60兆程の細胞からなる胎児が発育していく。発育（development）には細胞の性質が変化する分化（differentiation）と細胞の数が増して大きくな

る成長（growth）の過程が含まれる。

　細胞は細胞内へ取り入れた栄養成分を基にした化学反応によって数多くの成分の合成を行い，分裂して数を増やし，遺伝子情報を基にして次第にそれらの性質を変え，異なる働きをもつ様々な細胞になっていく。細胞に周囲からいろいろの情報伝達機構によって刺激が加わると細胞内の情報伝達に関与する分子の濃度が変わり，この情報は核内へ伝えられmRNAの転写因子を介して遺伝子発現を誘導し，その遺伝子に対応したタンパク質が作られ，生じたタンパク質が酵素としても働いて，いろいろの化学反応を引き起こす。これらの反応の制御には細胞群の間での数多くの特定物質による情報伝達が重要な役割を演じている。このため，細胞内のいろいろな物質の濃度は細胞内の化学反応だけでなく，細胞を取り囲んでいる細胞膜のいろいろな物質に対する透過性や受容体の存在やその密度によっても影響を受ける。さらに，特定のタンパク質の濃度が変化することによってその細胞の転写因子が働いてDNAからmRNAへの転写が開始される遺伝子の発現が促進される。一方，必要に応じて，生じた特定の調節因子が細胞から分泌され，このタンパク質に対する受容体をもつ周辺の細胞の遺伝子の発現が制御されている。このようにして新しく生じた細胞から別の調節因子が分泌されるといったカスケード機構（滝のように連なった多くの過程）によってお互いに影響し合って，発生の複雑な過程が進展し，遺伝子に含まれている情報による規則正しい順序に従って種々の組織や臓器が作られていく。総ての細胞は核の中に受精卵と同じ遺伝子を維持しているが，発現される遺伝子の違いによってそれらの細胞の形態や性質（機能）に特異的な差が生じている。

　通常，このような反応は同時に数多く起こり，反応間に相互作用が働き，細胞数が増えると細胞集団間の競合的な相互作用が強くなり，細胞間の僅かな差が増幅され（正のフィードバックにより），細胞集団の状態に差が生じてくる。このように，細胞内の化学反応のネットワークと細胞間の相互作用による化学物質のやりとりによって，細胞の機能が促進されたり抑制されたりして，細胞独自の機能が発揮されるようになってくる。非常に重要なのはこれらの反応に関与する遺伝子の発現が特定の部位で，特定の発生段階で順序正しく起こるようになっていることである。これらの過程の調節因子が働きを発揮するにはある程度以上の濃度が必要であるが，この濃度は産生される量および濃度勾配と距離とに依存した拡散による。このため，細胞内でも距離が長くなると拡散に時間が掛かり過ぎるため，細胞や細胞が集まって作られる組織の大きさに限度がある。さらに拡散を補助するために繊毛を動かして体液を動かしたり，循環系を構築して血液やリンパ液の流れを利用したりして細胞の近くまで輸送している。

　このようにして同じような形や性質の細胞が作られ，それらが集まって組織となり，いくつかの組織が一定の配置をなして臓器を形作り，多くの臓器や組織で消化器，呼吸器，循環器，泌尿生殖器，神経系，内分泌系などが構成され，これらを含んだ個体が出来上がっていく。個体の発生においては細胞が一定の順序に従って増えていくという過程が臓器や器官の形成に重要である。臓器や器官はそれぞれ一定の秩序で特定の位置に配置され，独自の機能を分担し，お互いに助け合って発育していく。

6. 胚盤胞 (blastocyst) の形成

　卵母細胞 (oocyte) が受精して母体の子宮内で胎児に育つまでの過程は非常に複雑で，特に初期の段階では急激に形態が大きく変化していく。女性の生殖細胞は一般的には卵子と呼ばれるが，受精能力を持つようになると卵母細胞と呼ばれ，受精前の一次減数分裂までの過程のものは一次卵母細胞 (primary oocyte) で，排卵後，卵管内で精子と出会って受精すれば二次減数分裂を終了して二次卵母細胞 (secondary oocyte) となる。二次卵母細胞は女性生殖細胞 (female gamete) であり，その核と男性生殖細胞 (male gamete, 精子) の核と合体して接合子となる。接合子が卵管から子宮内へ移動しながら細胞分裂を始めた段階は割球 (blastomere) と呼ばれ，受精後3～4日程度で16個ほどの細胞数になると，桑の実のような形になるので桑実胚 (morula) と呼ばれる。卵母細胞が分裂して細胞数が増えてくるにつれて，最初は栄養源として主にピルビン酸 (pyruvate) が使われているが，次第にグルコース (glucose) や乳酸 (lactate) が多く利用されるようになってくる。

　卵巣は排卵後に黄体期に入ってプロジェステロンを分泌し，増殖期子宮内膜は肥厚して分泌期に入り，子宮内膜の毛細血管の透過性が増加し，桑実胚が着床するのに適した状態になっていく。桑実胚には外側の細胞層 (栄養膜 trophoblast) と内側の板状になった細胞塊 (胚結節 embryoblast) が生じて胚盤胞と呼ばれるようになり，栄養膜と胚結節の間に液体を含んだ胚盤胞腔 (blastocyst cavity) が生じてくる。胚盤胞腔は次第に大きくなっていくが，この液体成分は子宮内膜からの分泌液に依存し，胚結節の栄養を支えて，その発育に重要な役割を演じている。この時期までの代謝は主に酸素を必要としない解糖系に依存している。

　胚盤胞腔を満たす液は Na, Cl イオンを含み，この液の産生には外側の細胞層の細胞膜に存在する Na イオンの能動輸送系[3]，Na/H イオン交換系，水チャネルなどが関与している。能動輸送系のため，胚盤胞が形成される頃になると代謝に使われる O_2 の消費が急に増加してくる。

7. 着床 (implantation)

　受精後6～8日になると，胚盤胞の栄養膜はタンパク質分解酵素を分泌して子宮内膜上皮を壊し，内膜の中に入り込んでいき，胚結節を覆っている部分の栄養膜は内層の栄養膜細胞層 (cytotrophoblast) と外層の栄養膜合胞体層 (syncytiotrophoblast) に分化し，栄養膜合胞体層は

---

[3] 酸化的リン酸化過程で作られる高エネルギーリン酸である ATP を酵素 Na/K ATPase によって分解して得られるエネルギーで，Na と K イオンを逆方向へ輸送する機構。

I 胚子 (embryo) の発生　　　　　　　　　　　　　15

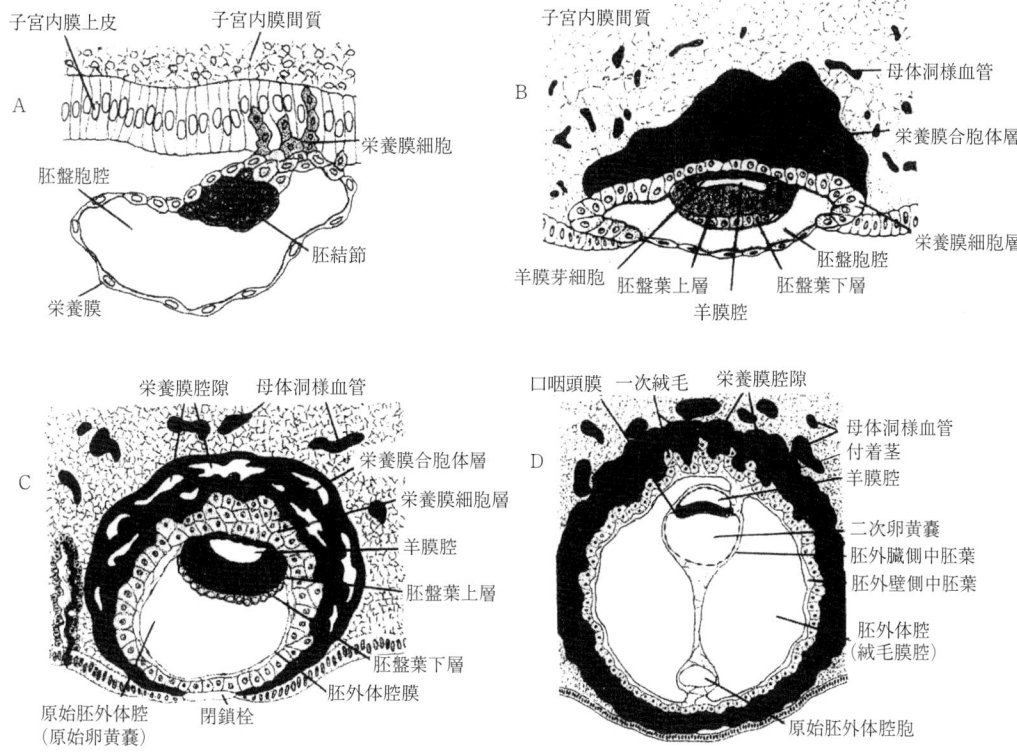

図 I-3　ヒト胚子の発育（模式図）
A：胚盤胞の形成および着床開始（6日頃）。B：子宮内膜へ入り込んだ胚盤胞（7.5日）。胚結節は胚盤葉上層，下層に分かれ，上層内に羊膜腔が生じ，栄養膜は合胞体層，細胞層に分かれる。C：原始胚外体腔（原始卵黄嚢）の形成（9日）。胚盤葉下層の細胞が胚外体腔膜となって拡がり，中に原始胚外体腔を形成し，胚盤胞腔は消失する。D：胚外体腔（絨毛膜腔）の形成（13日）。原始胚外体腔の外側に胚外中胚葉が生じ，中に大きく拡がる胚外体腔（絨毛膜腔）が生じ，原始胚外体腔を縮小させる。栄養膜合胞体層中の栄養膜腔隙は母体の血液で満たされている。(Langman's Medical Embryology より編集)

　子宮内膜へ，栄養膜細胞層の細胞は分裂しながら栄養膜合胞体層の中に柱状に伸びていき，数多くの一次絨毛（primary villi）を形成してくる。胚結節も栄養膜細胞層側の胚盤葉上層（epiblast）と胚盤胞腔側の胚盤葉下層（hypoblast）の2層に分化し，胚盤（embryonic disc）と呼ばれるようになる（図 I-3）。

　胚盤葉上層の内部には液体（羊水 amniotic fluid）を満たした羊膜腔（amniotic cavity）が生じてきて，栄養膜細胞層側の細胞は羊膜細胞（amnioblast）と呼ばれ，この細胞層は羊膜腔が大きくなるにつれて羊膜（amnion）になっていく。胚盤胞腔は大きくなり原始胚外体腔（exocoelomic cavity，原始（一次）卵黄嚢 primitive (primary) yolk sac）と呼ばれるようになり，この周囲（胚盤葉下層の部分を除く）は胚盤葉下層から生じてきた胚外体腔膜（exocoelomic membrane，ヒューザー膜 Heuser's membrane）で覆われる（図 I-3C）。

受精後10日程になると胚盤を囲む栄養膜合胞体層および栄養膜細胞層は分泌腺や血管系を多く含んで浮腫状になった子宮内膜（脱落膜）中に次第に深く埋まっていき，進入口はフィブリンの塊で閉ざされ，子宮内膜上皮で完全に覆われて閉鎖栓となり，安定した着床が成立する（脱落膜については次節参照）。このような子宮内膜の変化は黄体からのプロジェステロンの作用によって引き起こされ，脱落膜反応（decidua reaction）といわれる。着床の部位は時には前壁であるが，多くの場合子宮体部の後壁である。

　胚盤に近い部分の栄養膜合胞体層は肥厚して，中に数多くの間隙が現われ，いくつかの間隙は融合して大きくなって栄養膜腔隙（trophoblastic lacunae）を形成してくる。栄養膜細胞層は中に絨毛性の中胚葉および臍帯からの毛細管を抱え込んで合胞体層の中を子宮内膜（基底脱落膜）に達するまで伸びていく。

　この頃になると胚外体腔膜と栄養膜細胞層の間に新しく胚外中胚葉（extraembryonic mesoderm）が生じ，栄養膜細胞層の内面全てを覆うようになる。この中胚葉の中に多くの隙間が生じ，これらが合流し合って胚外体腔膜側の胚外臓側中胚葉（extraembryonic splanchnopleuric mesoderm）と栄養膜細胞層側の胚外壁側中胚葉（extraembryonic somatopleuric mesoderm）で囲まれた大きい胚外体腔（extraembryonic coelom, 絨毛膜腔 chorionic cavity）が生じ，次第にその容積を増してくる（図Ⅰ-3D）。

　一方，胚盤葉下層は胚外体腔膜を構成する細胞を産生し続けるため，この一次卵黄嚢は拡大しようとするが，絨毛膜腔側からの圧が加わり，新しい細胞群による体腔と古い細胞群による体腔とが分かれてきて，最終的には胚盤葉下層に近い新しい方は二次卵黄嚢（secondary yolk sac または（最終的）卵黄嚢（definitive）yolk sac）となり，離れた一次卵黄嚢は完全に分かれてきて体外腔胞（exocoelomic cyst）となり，次第に縮小して消失していく。絨毛膜腔は卵黄嚢，羊膜腔と胚盤を囲み，これらは付着茎（connecting stalk）によって栄養膜と繋がっている。卵黄嚢に含まれる液は胎盤循環が機能するようになる受精後第2〜3週までは栄養の供給源として働く。

　接合子（受精卵）が細胞分裂を始めた時期から胚子（embryo）[4]と呼ばれることもあるが，初期には発生の段階に従って，割球，桑実胚，胚結節，胚盤胞，原腸胚など区別されていて，一般的には，内，中，外胚葉からなる3層が形成され，いろいろの組織や臓器の発生が始まる受精後第3週から主な形態が出来てくる第8週末までを胚子，この期間を胚子期（embryonic period）と呼んでいる。この期間では身体としての形はまだあまり明確になっていない。卵子は排卵後殆ど1日以内に受精し，その後間もなく分裂を始めるので，胚子期における発生過程は受精日を基準としてそれ以降の日数あるいは週数で表わしている。

4）この本では発生学で用いられている「胚子」としているが，生理学では「胚」，産科学では「胎芽」が用語とされている。

8. 胎盤 (placenta) の形成

　発生第2週末頃には円盤状に拡がった胎盤胎児部の栄養膜細胞層は所々増殖して栄養膜合胞体層へ丘状から棒状に枝を伸ばし，絨毛膜絨毛 (chorionic villi) となり，一次絨毛膜絨毛を形成してくる。この絨毛は増殖して，分枝の数と長さを増し，第3週になると絨毛の中に結合組織に相当する胎児性組織の間葉が生じてきて，二次絨毛膜絨毛と呼ばれるようになる。さらに，この間葉細胞が分化して毛細血管が生じ，動脈-毛細血管-静脈網が形成されるようになると，三次絨毛膜絨毛と呼ばれるようになる。この頃になると栄養膜合胞体層の腔隙は子宮内膜の毛細血管が拡張して生じた洞様構造 (sinusoid) と繋がって母体の血液を満たすようになって絨毛間を占め，絨毛間腔 (intravillous space) と呼ばれるようになり，子宮胎盤循環系 (uteroplacental circulation) を形成してくる。栄養膜細胞層の内側の胚外中胚葉は絨毛膜板 (chorionic plate) といわれるようになる。絨毛膜腔が大きくなると将来胎児に発育する胚盤 (胚盤葉上層と下層)，羊膜腔，および卵黄嚢は胚外臓側中胚葉で囲まれ，付着茎によって栄養膜細胞層に連絡している。この付着茎はその中に血管が発達してくると臍帯 (umbilical cord) となって胎児と母体を結び付ける循環系として機能するようになる。

　胎盤は胎児側の絨毛膜 (栄養膜, 胎児胎盤) と母体側の子宮内膜に生じた脱落膜 (母体胎盤) からなり，これらは複雑に絡まりあって物質の交換を行っている。子宮内膜側を構成する脱落膜は胎盤の絨毛の栄養膜細胞層 (絨毛有毛部) を覆う基底脱落膜 (decidua basalis)，胎盤の対側の着床した胚子を覆う絨毛膜無毛部 (chorion laeve) の周囲の被包脱落膜 (decidua capsularis)，および胚子側と反対側の子宮壁の壁側脱落膜 (decidua parietalis) に分けられる。基底脱落膜の細胞は多量のグリコーゲン，脂質を含む大きい細胞で構成されている。脱落膜は出産時に子宮から剥がれて排出される。

9. 胚子期 (embryonic period) の臓器形成

　胚子期の初期には少し細長い円盤状の胚盤であったのが，次第に頭部と尾部の形態が変化するにつれて，それらが腹側に彎曲し，胚盤の両側も腹側に丸く曲がって結合し，円柱状の形態を形成してくる。

　外胚葉からは外界に対応する組織や器官である眼，耳，鼻などの感覚器，皮膚，末梢神経，中枢神経，さらに下垂体，乳腺，汗腺などが発生する。これらの過程には遺伝子の発現を制御するいろいろの誘導因子が複雑に関与している。頭部の発生には結節，脊索，脊索前板の中胚葉から分泌される数種の因子によってBMP-4が抑制される過程が重要な役割を演じている。

　中胚葉からは主に沿軸中胚葉 (paraxial mesoderm)，中間中胚葉 (intermediate mesoderm)，

表 I-2　胚子の長さと体節数の変化

受精後日数	長さ (mm)	体節数
14～15	0.2	0
16～18	0.4	0
19～20	1.0～2.0	0
20～21	2.0～3.0	1～4
22～23	3.0～3.5	5～12
24～25	3.0～4.5	13～20
26～27	3.5～5.0	21～29
28～30	4.0～6.0	30～35
31～35	7.0～10.0	
36～42	9.0～14.0	
43～49	13.0～22.0	
50～56	21.0～31.0	

(Langman's Medical Embryology から部分引用)

側板中胚葉（lateral plate mesoderm）が発生する。沿軸中胚葉は正中線に沿って，その付近の中胚葉が柱状に肥厚して作られ，頭部の間葉（mesenchyme）となる体節分節（somitomere）と，頭部から尾部までの数多くの体節（somite）を形成する。これらの体節では筋板（myotome），椎板（sclerotome），皮板（dermatome）が生じ，それらから筋組織，軟骨と骨，および皮下組織が作られてくる。体節は発生20日から生じ始めて次第に数を増し，第5週までに45～47対（頭部4，頸部8，胸部12，腰部5，仙部8，尾部8～10）が生じるが，頭部の先端と尾部の5～7の体節は後に消失し，残りの体節で骨格が形成されてくる。発生日数による胚子の長さおよび体節数の変化を表 I-2に示している。

　側板中胚葉は沿軸中胚葉の両側に作られ，2層に分かれていって，胚外腔に繋がる胚内腔を生じてくる。沿軸中胚葉と側板中胚葉の間の部分を中間中胚葉と呼び，中胚葉からは心臓，動脈，静脈，リンパ管の循環系および各種の血球，および，腎臓を含む泌尿生殖器，脾臓，副腎の皮質が形成される。

　内胚葉からは消化器，呼吸器，および膀胱を含む尿路の上皮，および甲状腺，副甲状腺，肝臓，膵臓の実質（主要部分を構成する組織）などを発生する。消化管は頭部から尾部へと細長い管状の構造が作られ，頭方端には口咽頭膜が存在し，それに続いた部位は前腸（foregut）に，尾方端には排泄腔膜が存在し，その口側は後腸（hindgut）となり，それらの間は中腸（midgut）となる。口咽頭膜は発生第4週頃に破れて卵黄腸管（vitelline duct）で卵黄嚢と繋がるが，この管は胚子の成長と共に細くなっていく。排泄腔膜も発生第7週頃に破れて羊膜腔に繋がるようになる。

10. 脊索（notochord）の形成

　腸胚形成は胚盤葉上層表面の正中線後方に両側が僅かに膨らんだ長軸方向の細い溝状の原始線条（primitive streak）が現われることで始まる。胚盤は初期の段階では平たくて殆ど円形であるが、胚盤の後半に存在する原始線条から細胞が頭側と側方へ補給され続けるので、次第に頭尾方向へ伸びると共に、頭方が尾側より幅が広くなっていく。この過程は受精後第4週末まで続き、その頃に原始線条は消失していく。

　胚盤葉上層の細胞は次第に両側から線条の方へ、さらに上層から下方へ移動し、胚盤葉下層を押しのけて内胚葉（endoderm）を形成し、さらにこの内胚葉と胚盤葉上層との間に入り込んでいって中胚葉（mesoderm）を形成し、中胚葉の細胞は頭側および両側へと胚盤全体に拡がっていく。さらに、胚盤の端を越えて卵黄嚢と羊膜腔を覆う胚外中胚葉と接するようになる。

　原始線条の頭側には、小さい窪み（原始小窩 primitive pit）の周りに僅かに盛り上がった原始結節（primitive node）が存在する。原脊索細胞（prechordal cell）は原始小窩から内胚葉として入り込んで、胚盤葉上層の下を正中線に沿って頭方へ移動していき脊索前板（prechordal plate）を形成し、さらに、この細胞群によって脊索板（notochordal plate）が作られる。この脊索板は次第に増殖しながら内胚葉から離れていき、神経管（neural tube）の下に円柱状の最終的な脊索となり、体軸を形成する骨格系の基礎となっていく。脊索前板からは後に前脳（大脳）が形成されてくる。

　胚盤の頭側には円形の口咽頭膜（buccopharyngeal membrane）が、尾側端には排泄腔膜（cloacal membrane）が存在し、これらの部位は外胚葉と内胚葉が直接接して中胚葉を欠き、前者は発生第4週頃に破れて羊膜腔と消化器の前端部となる原始咽頭とが繋がるようになり、後者は末端部である肛門を形成していく。

11. 体軸の形成

　腸胚形成の期間中に頭尾、背腹、左右の方向性が確立されてくるが、この過程は数多くの遺伝子およびそれらの調節因子によって制御されている。頭尾方向の体軸および頭部の形成には胚盤の頭側端の内胚葉の細胞群である前方臓側内胚葉（anterior visceral endoderm）の遺伝子の働きが関与している。多くの調節因子の中で、形質転換成長因子β族（transforming growth factor β, TGF-β）に属するNodalや骨形成タンパク質4（bone morphogenetic protein-4, BMP-4)などの因子が中心的な役割を演じている。これらの因子は細胞外から多くの特定のタンパク質で制御され、中胚葉、内胚葉、頭尾軸、背腹軸、左右差のパターン形成を決定し、神経系、心

臓，腎臓などの器官を正しく構築していく。

　内臓を含め体の形態や器官が形成されていくのは，体の正中線に沿った適切な部位に適切な時間的な順序で遺伝子群が発現し，頭側から尾側へとそれぞれの体節が作られていくことによる。この過程はホメオボックスといわれる特定のDNA配列をもつホメオチック遺伝子（homeotic gene）で作られる転写因子によって発現する遺伝子群の働きによっている。さらに，各体節にいろいろの組織，臓器，あるいは手足などが形成される複雑な発生過程は近接する脊索，神経管などから分泌されるいろいろの誘導因子，および，新しく生じた組織間の促進的あるいは抑制的な相互作用によって制御されながら進行していく。

　左に心臓や膵臓，右に肝臓などが形成されるような体の左右の非対称の決定には，胎児の腹側に出来る小さな窪み（結節 node）の表面で，繊毛の動きによって羊水が左向きに流れることが関係している。この場合，タンパク質のソニック・ヘッジホッグ（sonic hedgehog）とレチノイン酸（retinoic acid）が分泌され，羊水によって左へ運ばれて左側の細胞に作用して細胞内Ca濃度を上昇させる結果，複数の遺伝子が働き個々の臓器の配列が決められる。これらの過程には結節で生じる線維芽細胞増殖因子（fibroblast growth factor, FGF）が関与している。

12. 原腸胚の形成（gastrulation）

　受精後第3週目になると胚盤葉上層は中胚葉および内胚葉に分化し，残った胚盤葉上層は外胚葉（ectoderm）に分化して，これらの3層の板状構造（trilaminar germ disc）からなる原腸胚（gastrula）になって，原腸胚形成と呼ばれる時期になる。この時期には体の軸（頭足，背腹，左右）が決まってくる。中，内，外の胚葉には胚性幹細胞が含まれていて，幹細胞が分裂すると，一方は母細胞と同じ幹細胞となり，他方は新しく分化した細胞となって，次々と分化した細胞集団が作られ，胚盤の形態が大きく変化してくる。この過程にはいろいろの組織で作られる誘導因子がお互いの組織間で相互に作用し，目的に合った形態変化が起こってくる。

　殆どの組織や臓器が形成され，個体としての形もほぼ出来てくる発生第9週以降になると胎児（fetus）と呼ばれるようになる。胚子の後期で，それぞれの細胞が作り上げる組織や臓器が胎児を構成していく方向付けが終わった時期から発生第9週末までを初期胎児と呼ぶ場合もある。

13. 循環系の形成

　受精後第3週頃になると胚子が大きくなり，濃度勾配による拡散だけでは各細胞に栄養素を取り入れること（組織栄養 histotroph）が難しくなり，胎盤を含む循環系を利用して血液を介

I　胚子 (embryo) の発生

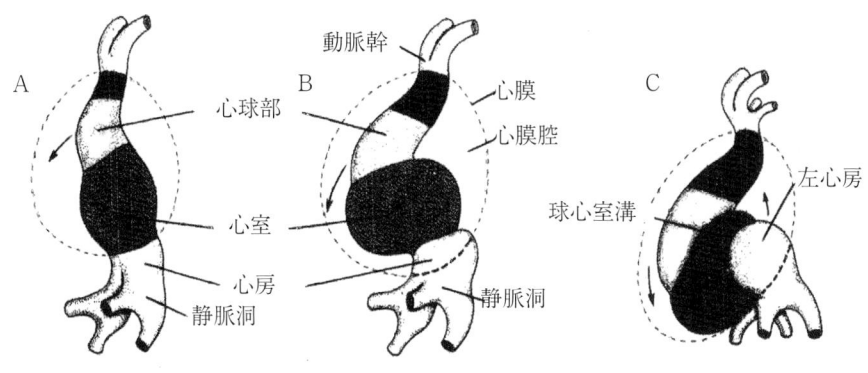

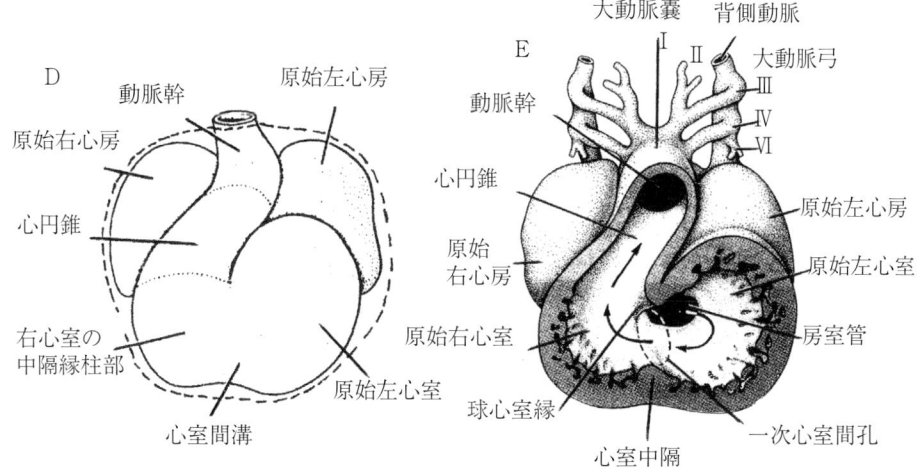

図 I-4　心臓の形成
A：発生 22 日，B：23 日，C：24 日，D：28 日，E：30 日
初め管状であるが(A)，次第に彎曲して尾側の心房部が中部の心室部の背側の方へ移動してくる(C)。心球部は動脈幹，心円錐，右心室の中隔縁柱部に分かれてくる(D)。心臓を囲む点線は心膜。E の心臓内の矢印は血液の流れる方向を示す。(Langman's Medical Embryology より編集)

して栄養素が補給されること（血液栄養 hemotroph）が必要になる。これに適応するため，心臓，血管，血球などの循環系が中胚葉から作られるようになる。心臓の原基は原始線条付近の胚の胚盤胞上層 (epiblast) に存在していて，線条に沿って移動しながら，前腸の腹側に心内膜 (endocardium)，心筋 (myocardium)，心外膜 (epicardium) の 3 層からなる原始心筒 (primitive heart tube) が生じ，壁に含まれ電気的に結合した筋線維の収縮によって拍動が始まり，尾側（静脈側）に存在するペースメーカー（pacemaker 歩調とり）に発生した電気的興奮による収縮が伝わって，尾側から頭側へ血液が流れるようになる。心外膜からは冠状血管が生じてくる。

　原始心筒は次第に血液が流入する側から静脈洞 (sinus venosus)，原始心房 (primitive

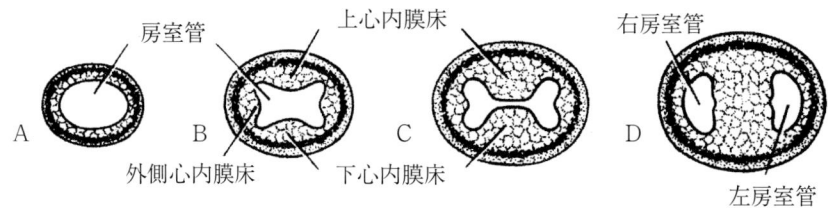
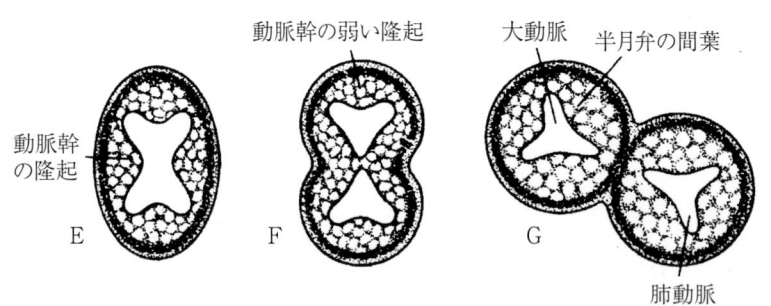

図 I-5 左右の房室管（A－D）および大動脈，肺動脈（E－G）の形成
A，B，C，D：房室管は中隔によって左右に分かれてくる（23，26，31，35 日）
E，F，G：半月弁と同じ面での動脈幹の断面の変化（それぞれ第 5，6，7 週）
（Langman's Medical Embryology から編集）

atrium），房室管（atrioventricular canal），原始心室（primitive ventricle），心球部（bulbus cordis），心円錐部（conus cordis），動脈幹（truncus arteriosus）に分かれてくる（図 I-4A，B）。発生 23 日になると尾方の静脈側は背側，頭側，左方へ，頭方の動脈側は腹側，尾側，右方へ曲がり始め，心房，心室が大きく膨らんで，心房は心室の頭側に位置するようになる（図 I-4C，D）。発生 28 日までに心臓環（cardiac loop）を形成し（図 I-4D，E），同時に血管も伸びていく。原始心室からは左心室が，心室近くの心球部からは右心室が生じる。動脈幹と円錐部の両側に壁に沿ってラセン形にねじれた間葉組織の隆起が現われ，この隆起が融合して大動脈と肺動脈が分かれて形成されてくる（図 I-5E～G）。

　第 4 週末になると左室と繋がっている房室管の壁に間葉組織からなる房室内膜床（atrioventricular endocardial cushion）が生じてきて，房室管は左右に分かれ（図 I-5A～D），血液が左室と右室に流れ込むようになる。心房と心室の間には房室弁（左室側の二尖弁（bicuspid valve，僧帽弁 mitral valve ともいわれる），および右室側の三尖弁）が形成されてくる。第 5 週になると胚子は 16～17mm 程の大きさになり，左右の心房，心室（2 心房，2 心室）がほぼ出来上がる。右心房に接した左心房の上後壁に肺静脈が生じて伸びていき，発育中の肺からの静脈と結びつく。このようにして，右側の心房，心室による肺循環，左側の心房，心室による体循環が形成される。

Ⅰ　胚子 (embryo) の発生

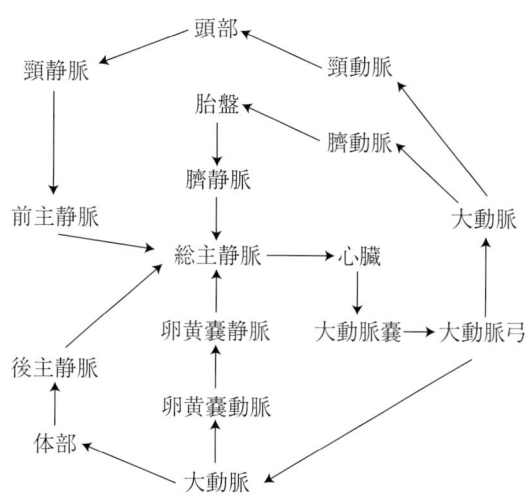

図Ⅰ-6　発生第4週頃 (4〜5 mm 程の胚子) の主な動脈および静脈の血流
肺循環を無視している

　第3週の初めには卵黄嚢の壁の中胚葉に幼若な血球と血管の芽細胞からなる血島 (blood island) が散在して現われ，その中に造血性幹細胞 (hematopoietic stem cell) が生じ，血球を作り始める．血島の間に次第に血管内皮が配列し，その周りを筋原細胞が取り囲んで血管が作られ，血島が繋がっていく．卵黄嚢での造血は一過性で，次第に大動脈を取り囲む中胚葉 (傍大動脈組織) が造血部位になってくる．
　発生第3週末頃に心臓が形成されてくると，胎盤の形成もほぼ終わり，胎盤を介した血液の循環が始まってくる．子宮内膜の動脈および静脈は基底脱落膜および栄養膜細胞層殻 (cytotrophoblastic shell) を貫いて絨毛間腔に開口していて，母体からの血液が絨毛の周囲を環流するようになっている．
　心室から出た血液は大動脈嚢 (aortic sac) および大動脈弓 (aortic arch) を経て大動脈 (aorta) へ入り，卵黄嚢動脈 (vitelline artery)，臍動脈 (umbilical artery)，および体部へ流れる．動脈から供給された血液は，それぞれ卵黄嚢からは卵黄嚢静脈 (vitelline vein)，胎盤からは臍静脈 (umbilical vein)，および胚子の大部分からは総主静脈 (common cardinal vein) を介して静脈洞から心房へ流れ込む (図Ⅰ-6)．これらの血管系は左右に対として存在しているが，心臓に近い部分は次第に吻合したり，一方が消失したりし，頭部，肺，消化管，肝臓などの発育に伴って複雑に変化していく．卵黄嚢静脈は肝臓および消化管に分布するようになり，腸間膜静脈 (mesenteric vein)，門脈 (portal vein)，静脈管 (ductus venosus) となり，下大静脈を経て心房へ繋がる．2本の臍静脈は次第に左側だけになって，胎盤からの血液を肝臓と静脈管を経て下大静脈へ運ぶようになる．

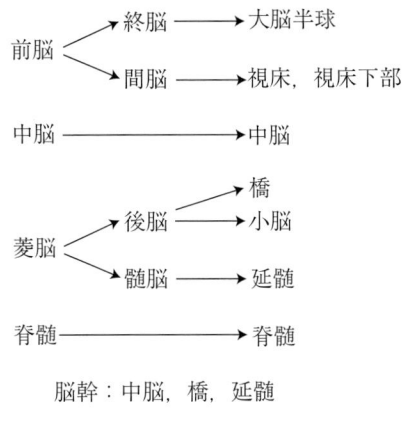

脳幹：中脳，橋，延髄

図Ⅰ-7　中枢神経系の発生

14. 神経胚形成（neurulation）

　受精後第2～3週頃（身長約1cm，体重0.4～1g）に胚の背側正中に外胚葉が板状に肥厚して12万5千個程の細胞群からなる神経板（neural plate）ができ，その両側が盛り上がって神経ヒダ（neural fold）となり，正中軸に沿って神経溝（neural groove）が生じてくる。第3週末になると，左右の神経ヒダの両端は神経堤（neural crest）となって次第に接近して融合し，第4～5週に中に神経管を形成する。40日頃には神経管の頭側は数mm程の大きさに膨らんできて，前方から前脳（prosencephalon），中脳（mesencephalon），および菱脳（rhombencephalon）が生じ，後方は脊髄（spinal cord）となってくる（図Ⅰ-7）。前脳からは終脳，間脳が，菱脳からは後脳，髄脳が形成され，さらに終脳からは大脳半球，間脳からは視床と視床下部が，後脳からは橋と小脳，髄脳からは延髄が形成されてくる。このような神経系の複雑な発生過程は中胚葉から分泌される神経細胞の分化を促す物質によって制御されている。さらに，神経堤からは細胞が離れてきて交感神経系を形成してくる（「Ⅱ　胎児の発育，13．神経系」参照）。

15. 細胞死（アポトーシス apoptosis）

　細胞が死滅する過程は大きく2つの型に分けられる。1つはネクローシス（necrosis）と呼ばれ，血流の停止などでエネルギー源であるATPが枯渇する結果，細胞が膨らんで壊れていく。もう1つはアポトーシス（apoptosis）またはプログラム死（programmed cell death）と呼ばれ，周囲の組織からプログラム死を引き起こす遺伝子の発現を誘導する因子が作用する結果，この遺伝子が発現し，タンパク質分解酵素（キラータンパク質）が活性化されてDNAが切断

され，核が凝縮してタンパク質の合成が止まり，細胞が萎縮して崩壊し，マクロファージで処理される。

発生の過程では細胞分裂によって細胞の数が増し，新しい性質をもった細胞集団が作られて，分化していく。一方，一度必要以上に生じた細胞や，機能が劣化した細胞は一定の遺伝情報のプログラムに従って処理されて消失していく。このようなアポトーシスは正常の形や機能をもった臓器の発生，胎児の発育にとって重要で，必要な過程である。

例えば，手の指が形成される過程では，まず，先端が単純な丸い形の手が生じ，次第に指の間の間充織細胞が死滅して切れ込みが生じ，これらが次第に深くなりながら指が伸びて正常の形になっていく。口蓋は発生初期には口蓋突起として左右に分かれているが，内側縁表面の上皮細胞がプログラム死を起こし，左右が接触し合って癒合し，発生第 10 週頃には口蓋が形成されてくる。

プログラム死は脳神経やリンパ球などの細胞でも盛んに行われる。細胞性免疫を担当するリンパ球である T 細胞は胸腺で自己と非自己とを識別することができるようになるが，これは胸腺の間質系細胞から分泌される T 細胞増殖因子（TSTGF）[5] の作用による。自己成分を識別して免疫反応を起こすようになる未熟 T 細胞の表面に存在する抗原である「主要組織適合抗原 MHC」または「ヒト白血球抗原 HLA」は TSTGF を結合することによって死滅する。しかし，非自己を認識して自己を認識しない T 細胞には TSTGF が結合しないので死滅しないようになっている。

16. 自己と免疫系

免疫系は胸腺，骨髄，脾臓，扁桃腺，腸のパイエル板，リンパ節などの組織，血液中のリンパ球，好中球，マクロファージなどにより構成され，免疫反応によって病原体を含む非自己細胞や分子（抗原 antigen）を排除する働きをしている。特にリンパ球は中心的な役割を果たしている。免疫反応は免疫的な非自己物を認識し，ついでそれらを排除するような生体反応である。リンパ球の B 細胞（B リンパ球 B lymphocyte）は造血幹細胞から成熟するまでの分化の過程は骨髄（bone marrow）で行われ，1 日 10^8 個程が産生され，血流を介して末梢のリンパ組織へ移動する。B 細胞は抗原と反応して抗体（antibody）を産生し，T 細胞（T リンパ球 T lymphocyte）を活性化する。

一方，T 細胞は胸腺（thymus）で成熟過程が行われ，機能の違いによって 3 つのグループに

---

[5] TSTGF（Thymic Stroma-derived T-cell Growth Factor 胸腺間質由来のT細胞増殖因子）は胸腺におけるT細胞の成熟の過程に関わり，T細胞から出される増殖因子（T-cell Growth Factor, TCGF）に似たサイトカイン（cytokine 液性調節因子）である。TCGFはインターロイキン2（Interleukin 2, IL2）と同一物質であることが明らかになり，通常 IL2 として表わされることが多い。

分けられている。①ヘルパーT細胞（helper T cell）：B細胞の抗体産生を助ける，②細胞障害性T細胞（cytotoxic T cell）：特定の抗原をもつ細胞を障害する，③サプレッサーT細胞（suppressor T cell）：免疫反応を抑制する働きをもつ。T細胞は多くのリンフォカイン[6]を産生して免疫機能を調節しているが，それらの種類によってさらにいくつかのタイプに分けられている。

　T細胞と共通の前駆細胞に由来するナチュラルキラー（NK）細胞（natural killer cell）が存在し，ウイルスに感染した細胞を障害する働きをもっている。

---

[6] リンフォカイン（lymphokine）はリンパ球で作られるサイトカインで，T細胞のリンフォカインはB細胞による抗体の産生などに関与し，8種類程が知られている。

II 胎児の発育

1. 妊娠週数

　婦人が体内に受精卵を保有している状態を妊娠というが，体外受精・胚移植が盛んに行われる現状では，単に受精卵を体内に保有するだけでは妊娠の成立と見なしえない事実が明らかになった。したがって，ヒトに限っては妊娠の始まりを着床からと規定し，妊娠とは受精卵の着床から始まり，胎芽または胎児および付属物の排出をもって終了するまでの状態をいう。卵子が排卵後受精し，卵管を移動し着床するまでに6日間ほどを要するので，受精と着床には約1週間の差がある。この本では妊娠期間を受精から出産までとしている。月経が始まって平均的に2週後に排卵が起こり，卵子は1～2日で受精能を失うので，受精日と排卵日は近似的に同じとされる。したがって，妊娠の始まりとして排卵日を基準とする場合には，最終月経初日を基準とした計算より14日だけ差し引いて妊娠期間を算定する。しかし，受精した日を明確にできないので，月経周期が正常の場合，最終月経（last normal menstrual period, LNMP）の第1日を基準（0週，または0日）として数える。分娩予定日は通常の28日型の月経の場合4週間を1ヶ月として10ヶ月末（39週末，280日，最初の週を1とすれば40週0日）としている。妊娠37週の初めから41週の終わりまでが正常期間の分娩（正期産）で，それより早い場合を早(期)産（妊娠22～36週），遅い場合を過期産（妊娠42週以後）としている。

　月経が不順な場合や，より正確な妊娠週数を求めるには経腟超音波検査による胎嚢（gestational sac, GS）の確認や頭殿長（crown-rump length, CRL：頭頂から臀部までの長さで，座高に相当）の測定を行う。超音波検査を用いた子宮の断層像に現れる妊娠卵の外周の環状構造を胎嚢と呼んでいるが，胎嚢は妊娠4週末から見え始め，5週になると確実に観察されるようになるので，妊娠の診断に用いられる。産科学では妊娠8週未満のものを胎芽（embryo），8週以後のものを胎児（fetus）という。12週頃までは下に示すような胎児のCRLの値と妊娠週数との関係から胎齢を判定する。

　　CRL　5～8 mm…5週　　10～14 mm…6週　　17～22 mm…7週
　　　　28～30 mm…8週　　50～80 mm…9～12週

　受精後第9週以降から出産までの胎児期（fetal period）では発育が進み，いろいろな臓器の機能が備わってきて，体全体が大きく成長していく。体の成長の程度はCRLや頭踵長（crown-heel length, CHL）で示され，それらの成長速度は妊娠13～20週の間で著しく，体重は

表Ⅱ-1 胎児期の頭殿長（CRL）および体重

胎児齢（週）	CRL（cm）	体重（g）
9〜12	5〜8	10〜45
13〜16	9〜14	60〜200
17〜20	15〜19	250〜450
21〜24	20〜23	500〜820
25〜28	24〜27	900〜1,300
29〜32	28〜30	1,400〜2,100
33〜36	31〜34	2,200〜2,900
37〜38	35〜36	3,000〜3,400

(Langman's Medical Embryology)

表Ⅱ-2 胎児体重および妊娠週数と胎児生存率（2006年）

	出生数	妊娠22週以後の死産	生存率（％）
総　　数	1,092,674	4,047	99.6
胎児体重（kg）			
1.0未満	3,460	2,050	62.8
1.0〜1.5	4,913	484	91.0
1.5〜2.0	13,769	424	97.0
2.0〜2.5	82,417	403	99.5
2.5〜3.0	416,438	422	99.9
3.0〜3.5	450,363	202	100.0
3.5〜4.0	111,216	46	100.0
4.0〜4.5	9,389	8	99.9
4.5以上	540	3	99.4

	出生数	自然死産	生存率（％）
総　　数	1,092,674	13,424	98.8
妊娠週数			
23未満	471	10,158	4.4
24〜27	2,346	897	72.3
28〜31	5,222	638	89.1
32〜35	23,526	622	97.4
36〜39	656,525	861	99.9
40以上	404,150	241	99.9
不　詳	434	7	

（厚生労働省統計を基に編集　22週未満の出生数を無視）

29〜36週（胎児期の最後の2ヶ月近く）で著しく増加する（表Ⅱ-1）。しかし，CRLも体重も増加率は発育の初期で高くて，次第に低下していく。

　胎児の生存率は，周産期医療の進歩に応じて向上してきた。一応，最近の胎児体重および妊娠週数と生存率の関係についての統計を表Ⅱ-2に示している。早産の定義となる妊娠22週である程度生存出来るとされているが，現在，この領域でかなりの進歩がみられているので，今後さらに発育が充分でなくても生存出来るようになることが期待される。

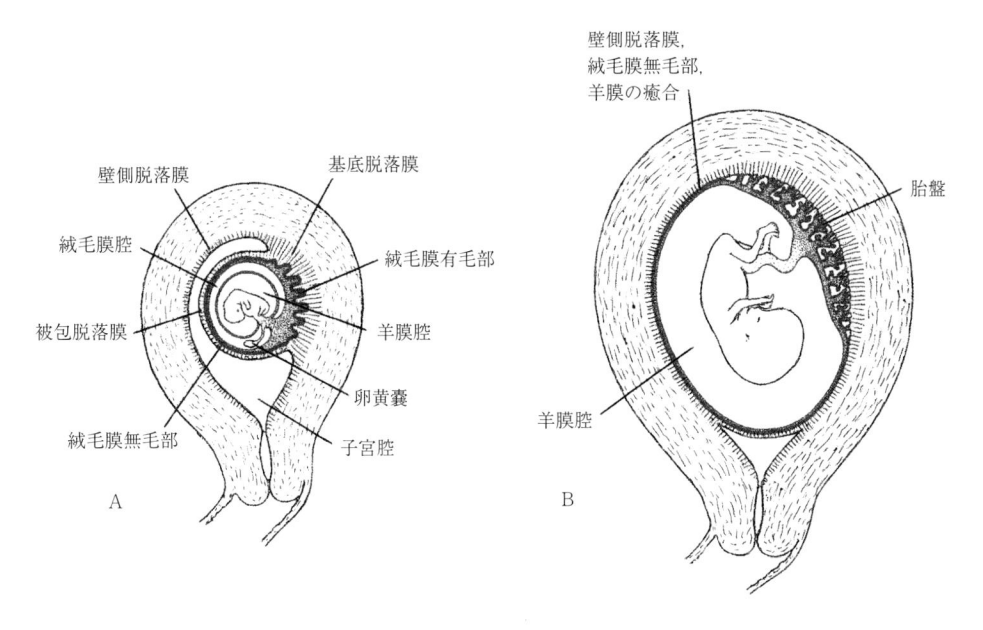

図Ⅱ-1 発育に伴う胎児を囲む体腔の変化
A：発生2ヶ月末　羊膜腔を囲む羊膜と絨毛膜が絨毛膜腔を囲んでいる。絨毛膜は脱落膜と接し合っている。
B：発生3ヶ月末　絨毛膜腔が消失し，絨毛膜無毛部と壁側脱落膜の癒合で殆どの子宮腔も消失し，胎児の周りは羊膜腔で占められるようになっている。（Langman's Medical Embriology より編集）

2. 胎児（受精後第9週以降）の発育

　1個の受精卵から次第に発生が進んでいく胚子（embryo）と呼ばれる期間を経て，受精後第8週の終わり頃には種々の組織や臓器が形成される発生過程がほぼ終わり体形もかなり整ってきて，胎児（fetus）と呼ばれるようになる。胎児は羊膜およびその外側の絨毛膜腔を囲む絨毛膜無毛部，被包脱落膜で覆われている。それらを合わせて卵膜と呼ぶ。胎盤の絨毛は発生第8週頃までは絨毛膜腔の全周を覆っているが，被包脱落膜に接している絨毛は胎児が大きく育ってくると血液循環が悪くなって次第に変性し，絨毛膜無毛部となる。

　子宮内膜側を構成する脱落膜は胎盤の絨毛膜有毛部（chorion frondosum）を覆う基底脱落膜，絨毛膜無毛部を囲む被包脱落膜，および子宮内腔を覆う壁側脱落膜に分けられる（図Ⅱ-1A）。基底脱落膜の細胞は多量のグリコーゲン，脂質を含む大きい細胞で構成されている。脱落膜は出産時に子宮から剥がされて排出される。

　胎児の発育が進み，羊膜腔が拡大してくるにつれて3ヶ月末には壁側脱落膜，絨毛膜無毛部と羊膜が次第に癒合し，絨毛膜腔も消失してしまう（図Ⅱ-1B）。さらに，被包脱落膜は子宮内膜を覆っている壁側脱落膜に近づき，次第に子宮腔が閉鎖されてくる（図Ⅱ-1B）。

羊水が増して羊膜腔が拡大してくるにつれて，絨毛膜腔は次第に縮小し，羊膜は付着茎と卵黄嚢茎（yolk sac stalk, vitelline duct）を包み込んで次第に臍帯が形成されてくる。この頃になると臍帯に入り込んでいた小腸の一部は胎児内に収まり，卵黄嚢茎は閉じてしまうので，最終的に臍帯は2本の動脈と1本の静脈およびそれらの周囲を満たす膠質様の結合組織（Wharton's jelly）のみを含むようになる。

発生第12週頃になると超音波検査でみられる外生殖器の画像によって男女の区別ができるようになる。胎児の頭の大きさは体に対して相対的に非常に大きく，妊娠5ヶ月には頭の大きさはCHLの1/3ほどになり，出産近くなると身長の伸びが大きいためCHLの1/4ほどになる。妊娠9ヶ月頃には頭囲と腹囲がほぼ等しくなる。分娩時における臍帯血中のアディポネクチン（adiponectin 脂肪細胞から分泌されるホルモン）は胎児由来で，その濃度が高いほど胎児の体重が重く，胎盤の重さと比較しても重いことが報告されている。

発生第9～12週頃には神経系はまだあまり発達していないにもかかわらず，胎児の動きが認められる。しかし，母親が胎動を感じるようになるのは妊娠17～20週（4～5ヶ月）頃である。妊娠13～14週頃になると口の動きや嚥下運動が見られるようになってくる。

子宮は胎児の成長に伴って著しく大きくなってきて，妊娠前は重量60g，内腔の長さ7cm，容積10mℓ以下であるが，妊娠末期にはそれぞれ，1,000g，35cm，5,000mℓにも達するようになる。

3. 循環系の発育

「Ⅰ　胚子の発生」で述べたように，受精後第3週頃から循環系が形成され始め，発生第6週頃には体全体の循環系が形成されてくる。胎児への栄養素や酸素は母体から胎盤を通じて供給され，代謝によって生じる老廃物は胎盤から母体へ排泄される。胎児の循環系では胎盤の循環が重要であり，肺循環系が機能するようになる生後の循環系とは，右心房と左心房間の卵円孔および肺動脈と大動脈間の動脈管を流れる血流とが異なっている。

胎盤から胎児へ血液を運ぶ臍帯の臍静脈中の血液は母親の酸素の供給を受けて25 mmHg程度の分圧（酸素飽和度80％程度）になり，心臓から胎盤へ血液を運ぶ臍動脈中の血液は酸素分圧が10 mmHg程度（酸素飽和度58％程度）と低い。このように，胎児の血液の酸素濃度は成人の動脈および静脈血（それぞれの酸素分圧95 mmHgと40 mmHg程度）と比べてかなり低い。しかし，胎児のヘモグロビン（HbF）と成人のヘモグロビン（HbA）の酸素に対する親和性の違い（HbFの酸素飽和分圧が低い）によって母体の血液から酸素を受け取ることができ，組織の単位重量当たりの酸素供給量は胎児と成人で大きい差はない。これはHbAではヘモグロビンの酸素に対する親和性を調節している2,3-ジホスホグリセリン酸（2,3-diphosphoglycerate）が結合する部位がヒスチジンであるのに対し，HbFではセリンになって

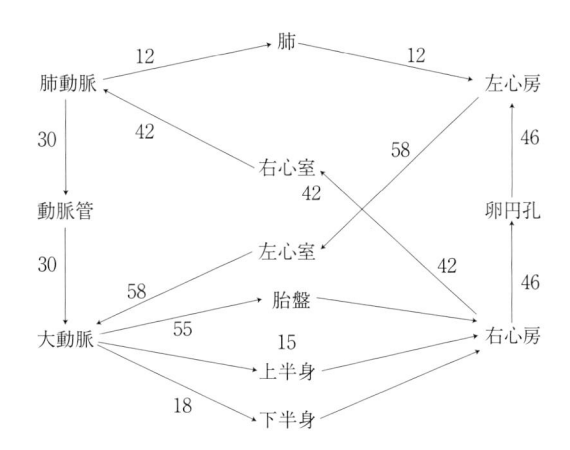

図Ⅱ-2 胎児の血液の主な流れと各部位の血流量の比率
図中の数字は，左右の心室からの排出量を100とした％である。
(Guyton's Medical Physiology, 1986 より編集)

いて，酸素に対する親和性が大きく異なっているためである。この違いによってHbFの酸素分圧の25から10 mmHgへの低下による酸素解離の方がHbAの95から40 mmHgへの低下による解離よりも3倍ほど大きく，酸素分圧が低くても効率よく供給がなされるようになっている。新生児ではHbFが次第にHbAで置き換えられていくが，ほぼ完全に変わるのは生後10ヶ月程度経ってからである。胎児の赤血球の寿命は90日程度で，成人の赤血球の120日程度に比べると短い。

ｉ）胎児の血液循環

妊娠3ヶ月頃には卵黄静脈は肝静脈（hepatic vein）になり，血液は臍静脈と繋がった肝静脈と静脈管（ductus venosus, Arantius ductus）を経て下大静脈に入る。胎盤で母体から得た高濃度の酸素を含んだ血液は臍静脈を経て，そのほぼ半分は静脈管を通って直接下大静脈へ入るが，残りの半分は肝臓へ入って門脈の血液と混じった後に下大静脈へ入る。下大静脈では下半身からの酸素濃度の低い血液と混じって右心房へ帰る。この血液の一部は卵円孔を通って左心房へ，さらに左心室へ入り，一部は心房中隔の下縁により左心房への流入が制限されることによって，上大静脈から入ってくる血液と共に右心室へ流入する。

かなり生育が進んだ胎児の血液の主な流れを図Ⅱ-2に示している。心臓からの排出量を100％とすれば凡そ58％が左心室から，右心室から42％が排出される。左心室から大動脈へ出た血液は肺動脈，動脈管（ductus arteriosus, Botallo's duct）からの血液（30％）と合流して88％となり，胎盤（55％）と全身（33％）に分かれて循環する。右心室から肺動脈へ出た血液（42％）は動脈管を介して大動脈（30％）と肺（12％）へと分かれる。胎盤と全身から右心房へ帰ってきた血液（88％）の一部（46％）は卵円孔から左心房へ，一部（42％）は右心室から肺動脈へ流れる。卵円孔（46％）と肺静脈（12％）から左心房へ入った血液（58％）

は左心室へ流入し大動脈へ拍出される。

　左心室を出て心臓への血液を運ぶ冠動脈および頭部へ血液を運ぶ頸動脈は右心室から肺動脈へ出た O_2 濃度の低い静脈血が動脈管を経て大動脈に入る前に分枝するので，心臓および脳への O_2 供給は有効になされる。右心室からの血液は肺動脈へ拍出されるが，肺循環系の抵抗が高いため，大部分の血液は動脈管を介して下行大動脈へ流入し，僅かな血液のみが肺を循環する。

　心臓の拍動（自発性活動）は原始心管の尾部で始まり，この活動が発生する部位は次第に静脈洞，上大静脈の開口部付近の右心房（洞房結節 sinoatrial node, SA node）に位置するようになる。発生第4週頃の心拍数は65/分程度であるが，次第に頻度が増していき，出産前の心拍数の正常値は110〜160/分になる。

ii）胎盤の血液循環

　胎盤の胎児側である絨毛膜の羊水側は羊膜に接し，脱落膜側へ伸びている幹絨毛からは数多くの枝が絨毛として出て，母体の血液に触れている。母体側の脱落膜は胎盤中隔によって胎盤葉（絨毛叢）とよばれる小区画に分かれて胎児側の絨毛を含み，胎盤葉の中は母体の血液が循環し，絨毛の中は胎児の血液が循環している。

　胎盤では胎盤中隔で囲まれた胎盤葉（cotyledon）の絨毛間腔（intervillous space）を母体からの血液が循環する（図Ⅱ-3A）。この絨毛間腔を満たす血液の総量は150 ml 程度である。胎児の血液は臍動脈を経て胎盤に入り，妊娠初期の絨毛では母体の血液は栄養膜合胞体，栄養膜細胞層，絨毛の結合組織，胎児の血管内皮の4層を介して接しているが（図Ⅱ-3B），栄養膜細胞は妊娠の進行とともに次第に消失し，4ヶ月以降になると血管内皮が合胞体に直接接するようになり（図Ⅱ-3C），血液間の物質の移動はこれらの層の透過性に依存している。物質交換に与かる絨毛の膜（胎盤関門）は胎盤膜（placental membrane）と呼ばれ，初めの4層の時の厚さは 25 μm 程であるが，2層になると 2 μm 程に薄くなり，物質交換の効率が良くなる。充分な物質交換のため絨毛膜絨毛の総表面積は平均 $11.0 \pm 1.3\ m^2$ の広さで，成人の消化管の吸収粘膜の絨毛の広さ（15〜25 m^2）と大差はない（消化管では微絨毛によって表面積は14〜24倍に増している）。

　胎盤から出た血液は臍静脈から静脈管を経て直接に，それ以外は肝臓の静脈洞を経て下大静脈へ入る。臍動脈は背側大動脈の腹側からの2本の分枝として生じるが，第4週になると大動脈から出る総腸骨動脈（common iliac artery）の分枝となってくる。

iii）胎盤における母体・胎児間の物質の動き（絨毛膜上皮を介した物質交換）

　胎盤は胎児の発育に必要な酸素や栄養素などの物質を母体から受け取り，胎児の代謝の結果生じた炭酸ガスや老廃物を母体へ渡して処理してもらうという，出産後における肺，腸，腎臓と同じ機能をもつ必須の器官である。これらの機能が充分果たされるように，妊娠の経過中に

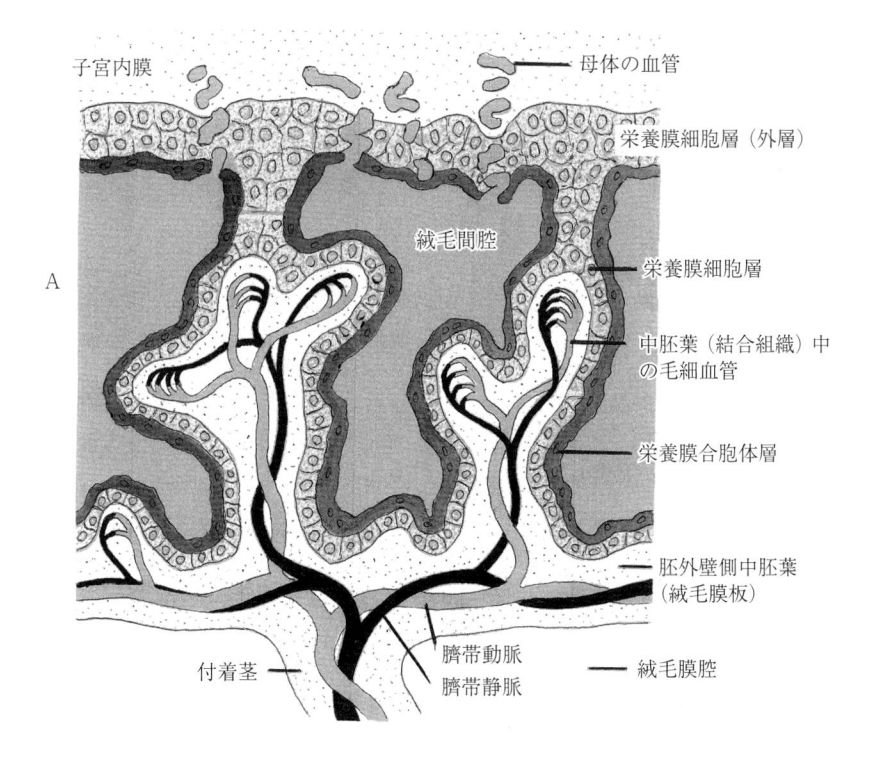

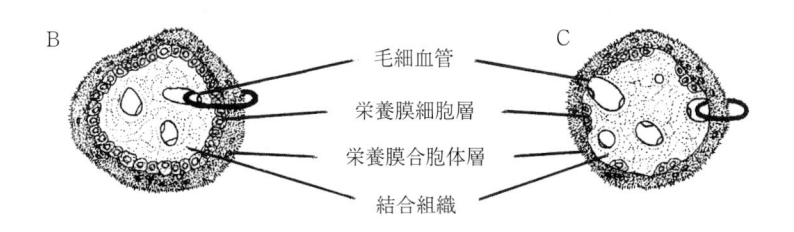

図Ⅱ-3　妊娠3週末における胎盤絨毛の模式図
A：絨毛間腔は母体の血液で満たされ，絨毛の中の血管は胎児の血液が循環している。B：妊娠4週，および C：妊娠4ヶ月における絨毛の断面図。妊娠の経過と共に絨毛の分枝が進み，絨毛中の毛細血管は母体の血液に近づいてくる。（Langman's Medical Embryology より編集）

　胎児と子宮が大きくなるにつれて胎盤も大きくなり，子宮内面の15～30％程度を占めるようになる。妊娠末期での胎盤の直径は15～20 cm，中央部の厚さ約3 cm，重さ約500～600 g（胎児側の血液約250g，母体側の血液約150gを含む）である。当然ながら妊娠が進み胎児が発育するにつれて，胎盤を介して動く物質の量は増加していく。母体の循環血液量は妊娠36週で30％程度（血漿約40％，赤血球約15％）増加する。

　発生第9週頃になると胎盤の周辺部の絨毛部で循環が起こり始めるが，胎盤全体で循環が確立されるのは第12週過ぎてからである。それまでの妊娠3ヶ月間の発育期においては高濃度

の酸素に触れることが制限されていて，エネルギーの供給は主にグルコースを用いた嫌気性の解糖系代謝に依存しているので，活性酸素やフリーラジカルによる障害（奇形の発生など）が防がれている．しかし，胎児の発育が順調に進むには酸素を利用した効率の良い酸化的リン酸化過程の代謝で多量のATPを産生することが必須になってくる．このために胎盤が形成され，血液循環によって母体から胎児へ栄養素と酸素が供給され，胎児の代謝によって生じた老廃物と炭酸ガスは母体へ渡して処理されるようになる．

　Na, K, Cl, Ca, Fe, Pなどの無機物質は濃度勾配に従う拡散で胎盤を容易に通過する．しかし，Ca, Fe, Pなど胎児の発育に重要なものは能動的にも輸送されて，胎児血液中の濃度が母体血液中よりも高く保たれていると考えられている．母体から胎児へのグルコースの輸送は栄養膜合胞体の細胞膜に存在する輸送体（glucose transporter, GLUT）によって効率よく行われている．グルコース輸送体には多くのサブタイプがあるが，母体の血液側では主にGLUTの3型，胎児側の細胞膜では1型が働いている．他の単糖類も通過するが，多糖類は通過できない．

　胎盤におけるアミノ酸の透過性は高いが，殆どのタンパク質の透過性は非常に低い．しかし，母体の免疫グロブリンやフィブリノゲンは大きい分子であるが，細胞膜の飲作用（pinocytosis）によって胎児へ移行する．母体の免疫グロブリンは胎児の免疫獲得に関与するが，妊娠末期に近づいてくると，胎児自身で免疫グロブリンを産生できるようになってくる．視床下部，下垂体のホルモンや膵島のインスリンのような大きい分子のタンパク質は胎盤を通らない．甲状腺ホルモンはあまり大きい分子ではないが，大部分は血漿タンパク質と結合しているので通過しない．しかし，遊離しているホルモンは僅かながら胎児側へ移行する．

　脂質の透過性は低いが，酢酸，遊離脂肪酸，コレステロールの透過性は高く，これらを基にして副腎ホルモンや性ホルモンを含め，胎児に必要な脂質を合成している．脂溶性の副腎ホルモンや性ホルモンのステロイド系ホルモンの分子量はあまり大きくないが，血漿タンパク質と結合しているので胎児へは殆ど移行しない．しかし，直接血液へ投与した場合にはタンパク質と結合する前に胎盤を通過するので，胎児への影響があり得る．ビタミン類は水溶性のものは容易に胎盤を通過するが，脂溶性のものは通過し易い形に変えられているとされている．

4. 造血機構

　血液中の細胞（血球）には赤血球，白血球，血小板などが含まれ，赤血球が大部分を占める．血球が作られる部位は個体発生の過程で，組織の酸素濃度や代謝活動を反映した血行動態と関係して大きく変化する．「I　胚子の発生，13. 循環系の形成」で述べたように，造血は最初卵黄嚢と傍大動脈組織で始まるが，発生第6週頃から次第に肝臓，脾臓，さらに妊娠中期以降になると骨髄に移ってくる．出産後は急激に殆どの造血が骨髄で行われるようになる．子宮内の小さい胎児は羊水中で浮力の影響を受けて比較的安定しているが，大きく発育してくる

と胎児や母体の体位変動の影響が大きくなり，特に出産後では重力の影響が著しくなるので，胎児では肝臓や脾臓であった造血部位が硬い骨で囲まれた骨髄へ移るのではないかと推測される。

　赤血球に含まれるヘモグロビンの産生に必要な鉄は，初期では子宮内膜に蓄えられていた鉄が胎盤の栄養膜によって取り込まれて利用される。造血には核酸やアミノ酸の代謝に関与する葉酸やビタミンB12が必要であるが，妊婦では特に葉酸の欠乏が起こる可能性が指摘されていて，妊娠中や授乳中には通常の1日所要量200～240 μgよりも100～200 μg多く摂取することが勧められている。

　赤血球系幹細胞から前赤芽球への分化に働くエリスロポエチン（erythropoietin）は胎児では肝臓で産生されているが，生後は腎臓の尿細管周囲毛細血管の間質細胞から分泌されるようになる。血液の酸素濃度が低下するとエリスロポエチンの分泌が増加して赤血球の産生が促進される。

5. 羊　　水

　「Ⅰ　胚子の発生」に述べているように，羊膜腔は胚盤の胎盤側に生じ，羊水を満たして次第に大きくなり，胎児を取り囲むようになってくる。羊水は妊娠初期は主に母体の血液に由来するが，一部は羊膜の細胞で作られる。妊娠10週では30 mℓ程度の量であるが，20週になると450 mℓ，37週には800～1,000 mℓに達する。どのような機序でこれらの量が制御されているかはまだ明確でない。羊水が入れ替わる時間は初期には3時間程度で，後期には1日程度になってくるとされている。羊水の98～99％は水で，妊娠中期までは体液と等浸透圧であるが，胎児からの尿の排泄によって妊娠が進むほどNaとClの濃度が20～30 mmoles/ℓ程度減少するので，浸透圧が低下してくる。

　胎児は16～17週頃から羊水を飲み始め，その量は1日に2～7 mℓであるが，次第に増え，20週で16 mℓ，出産近くなると約半分の量に相当する400～500 mℓ程にもなると推測されている。消化管から離れた粘膜や分泌線からの分泌物で腸管で吸収されなかったものは胎便（meconium）として尿と共に羊水中に排泄される。胎児の代謝による老廃物の殆どは水に溶けて胎盤を通じて母体に取り込まれて処理されているので，羊水中へ出される尿に含まれる代謝産物の濃度はかなり低く保たれている。

6. 消化器系

　消化器は体外からエネルギーを取り入れる非常に重要な器官であるが，この発生は原腸形成

によって生じた内胚葉から管状の原始腸管（primitive gut）が作られることで始まる。胚盤の両側が腹方へ彎曲してきて，卵黄囊（yolk sac）を抱え込んで原始腸管を形成する。卵黄嚢からの卵黄嚢茎が原始腸管に開く部分が中腸で，その頭方は前腸，尾方は後腸と呼ばれる。前腸の頭側端の口咽頭膜（buccopharyngeal membrane）からは口腔，咽頭部が形成され，後半は食道と胃に分化してきて，この部分からは肝臓も生じてくる。中腸は長く伸びて，屈曲，回転しながら小腸，大腸を形成し，横行結腸の右2/3までの部位を占めるようになり，排泄腔膜で閉ざされている尾側端（肛門部）までの後腸に続く。中腸は胎盤が機能し始めて，母体からエネルギーが供給されるようになるまでの胚形成の初期には卵黄嚢からのエネルギー摂取に関与している。妊娠7～8ヶ月には新生児と同じ程度の消化機能が備わってくる。

　内胚葉はこれらの腸管内面を上皮として覆い，さらに，肝臓や膵臓の腺組織の実質を形成する。消化管の筋組織，結合組織，内臓と体壁内面を覆う腹膜は内臓中胚葉（splanchnic mesoderm）から作られる。

ⅰ）口腔，咽頭，食道

　原始腸管の口咽頭膜の周囲には浅い窪みの口窩（stomodeum，原始口 primitive mouth）が現われ，発生第25日頃に口咽頭膜が破れて前腸が口腔を通じて羊膜腔と連絡するようになる。口蓋の発生は第5週末頃に始まり，かなり複雑な過程で，第12週にかけて形成されてくる。

　食道壁は内側の輪走と外側の縦走の筋層を含んでいるが，口側1/3は横紋筋から，胃側1/3は平滑筋から構成され，その中間は横紋筋と平滑筋が混在している。横紋筋は神経堤から生ずる第Ⅵ咽頭弓に由来する間葉から，平滑筋は臓側中胚葉に由来する間葉から分化して生ずるが，両方とも嚥下中枢からの迷走神経（副交感神経）から支配される。間葉は結合組織に相当する胎児性組織で，主に中胚葉，一部は外胚葉に由来する細胞が組織間隙に遊走して生ずる。

　唾液腺である耳下腺，顎下腺は第6～7週に口腔の外胚葉由来，舌下線，舌腺は内胚葉由来の上皮細胞が増殖しながら間葉に入り込んで発生してくる。第10週までに腺細胞と管腔が形成され，第12～18週に唾液の分泌が始まる。

ⅱ）胃

　発生第4週になると前腸の一部に紡錘形の膨らみが現われ，第5週にかけて膨らみが大きくなると共に，左側を前に，右側を後ろへと約90°回転しながらその形を大きく変え，小弯，大弯，底部，体部，幽門前庭の区別が出来てくる。この回転のため，胃の前壁は左側の，後壁は右側の迷走神経で支配される。

ⅲ）小腸（十二指腸，空腸，回腸）

　前腸の尾方端と中腸の頭方端の部位で十二指腸（duodenum）が形成され，前腸の尾方端からは肝芽（liver bud）が現われてくる。前腸からは食道から十二指腸までが形成され，この部

を循環する血液は腹腔動脈（celiac artery）によって供給される。十二指腸に続いて，空腸（jejunum）および回腸（ileum）が形成される。中腸の中間の部分は卵黄嚢茎によって卵黄嚢に繋がっていて，この部の中腸は卵黄嚢の方へ伸びていく。この伸びは卵黄嚢茎より頭側の方が著しく，回腸の尾方端近くに存在するようになり，卵黄嚢茎は次第に細くなって，最終的には閉鎖し，消失する。

　小腸の上皮は線毛と腺構造を持った組織であり，消化された栄養素などを吸収する吸収細胞，消化酵素などを分泌する分泌細胞，粘液とアルカリ性液を分泌する杯細胞，いろいろの消化管ホルモンを分泌する顆粒細胞（パネス細胞，Paneth's cell）から構成されている。これらの細胞は絨毛底部（陰窩 cript）に存在する幹細胞から前駆細胞を経て持続的に補給されて新しい細胞で置き換えられている。幹細胞を含め，これらの細胞は絨毛内の間葉系の細胞と相互に作用し合って複雑な制御を受けている。前駆細胞は分裂し，成熟しながら次第に絨毛の先端の方へ移動して増殖を停止し，機能を果たして最終的には上皮から離れて，消化管内で消化される。

　消化管の形態および機能は胎児および新生児において，消化管に入ってくる物質が遺伝的要素に影響を与えて変化していくが，妊娠16週頃に始まる飲み込みによる羊水中の物質（成長因子やホルモン）も消化管の発育に重要な役割を担っていると考えられている。発生第16週頃には消化管の蠕動運動が認められるようになってくる。

iv) 大腸および肛門部

　回腸はさらに大腸（盲腸，虫垂，上行結腸，横行結腸）へ続き，中腸は横行結腸の右側2/3程までを占める。後腸からは横行結腸の尾方1/3程から，下行結腸，S字状結腸，直腸，肛門上部までが形成される。中腸への血液は上腸間膜動脈（superior mesenteric artery），後腸へは下腸間膜動脈（inferior mesenteric artery）から供給される。成人の横行結腸の右側1/2付近までは迷走神経（vagus），それより尾側は骨盤神経（pelvic nerve）の副交感神経で支配されているが，それらの部位が中腸，後腸から発生していることに関連していると考えられる。

　消化管の入口付近が口腔，鼻腔，咽頭，喉頭などの形成という複雑な過程を伴っているように，消化管の出口付近も肛門の形成に留まらず，尿道，外生殖器などの複雑な形成過程を伴っている。

v) 肝臓 (liver)

　肝臓の発生は第3週の中頃に内胚葉性の上皮が前腸の尾方端に肝芽として現われることで始まってくる。この肝芽の細胞は心臓腔と卵黄嚢茎の間の中胚葉である横中隔（septum transversum）の中に急激に増殖しながら入り込んで肝臓を形成し，前腸（十二指腸）との間に胆管（bile duct），胆嚢（gallbladder），胆嚢管（cystic duct）が生じてくる。肝臓の重量は発生第10週頃には総体重の約10％に達するが，体重が早く増加するので，この比率は次第に減

少し，出産頃には5％程に，さらに成人では2.5％程になる．

　肝細胞は卵黄静脈（後に門脈，肝静脈，腸間膜静脈となる）と臍静脈が一緒になった洞様毛細血管（類洞）を取り囲んで肝細胞索（liver cord）と胆管（bile duct）を形成する．発生第6週頃に肝細胞と血管壁との間に造血肝細胞が生じ，赤血球および白血球が作られるようになるが，第12週頃から次第に造血部位は脾臓，さらに骨髄の方に移っていく．第12週頃になると肝細胞でヘモグロビンの分解産物が処理され，胆汁が産生されるようになり，胆汁は胆管を経て十二指腸へ排泄されるようになる．

vi）膵臓（pancreas）

　発生第30日頃に十二指腸の胆管の開口部と同じ部位の腹側とその背側の2ヶ所の壁の内胚葉から膵芽（pancreas bud）が生じてくる．十二指腸が右方向にC形に屈曲してくると共に，腹側膵芽は背側へ移動し，背側膵芽の尾方近くに並ぶようになってくる．それぞれの膵芽が大きく増殖してくるにつれて両方は融合してくるが，腹側芽の方は小さく十二指腸近くの膵臓の頭部を占め，背側芽は膵臓の尾部の方へ大きく伸びてくる．背側芽の方の導管は途中から腹側芽の導管に融合し，背側芽の方の十二指腸への導管は閉鎖するか，細い管として残る場合がある．導管の10％程度は融合が起こらず，別々に十二指腸へ開口している．

　膵芽の内胚葉細胞は分裂を繰り返し，球状の腺房を形成してくる．腺房の細胞は糖分解酵素（アミラーゼ amylase）であるアミロプシン（amylopsin），タンパク質分解酵素であるトリプシノゲン（trypsinogen），脂肪分解酵素（リパーゼ lipase）であるステアプシン（steapsin）を含む消化酵素を産生する外分泌細胞へと分化していく．

　内分泌腺である膵島（pancreatic islets，ランゲルハンス島 Langerhans islets）も内胚葉から生じ，外分泌腺の間に島状に散在するようになる．膵島の発生については内分泌腺の項で述べる．

7．呼吸器系

　発生第4週頃に前腸の壁に現われてきた呼吸器憩室（respiratory diverticulum）は肺芽（lung bud）となり，下方へ伸びていくにつれて上部は気管（trachea）となって，左右の気管食道隆線（tracheoesophageal ridge）が癒合して気管食道中隔（tracheoesophageal septum）が生じると前腸から離れてくる（図Ⅱ-4A, B, C）．気管の下部は左右の気管支（bronchus）に分かれ，次第に分枝を重ねて，右側の3本の気管支からは上中下の肺葉（pulmonary lobe），左側の2本の気管支からは上下の肺葉が形成されてくる（図Ⅱ-4D, E, F）．気管支は次第に分岐し，第7週までに右肺では10，左肺では8本になり，さらに小さい細気管支（bronchiole）が分岐してくる．並行して肺動脈，静脈も分岐していき，循環系の形成が進んでいく．これらの分岐は出

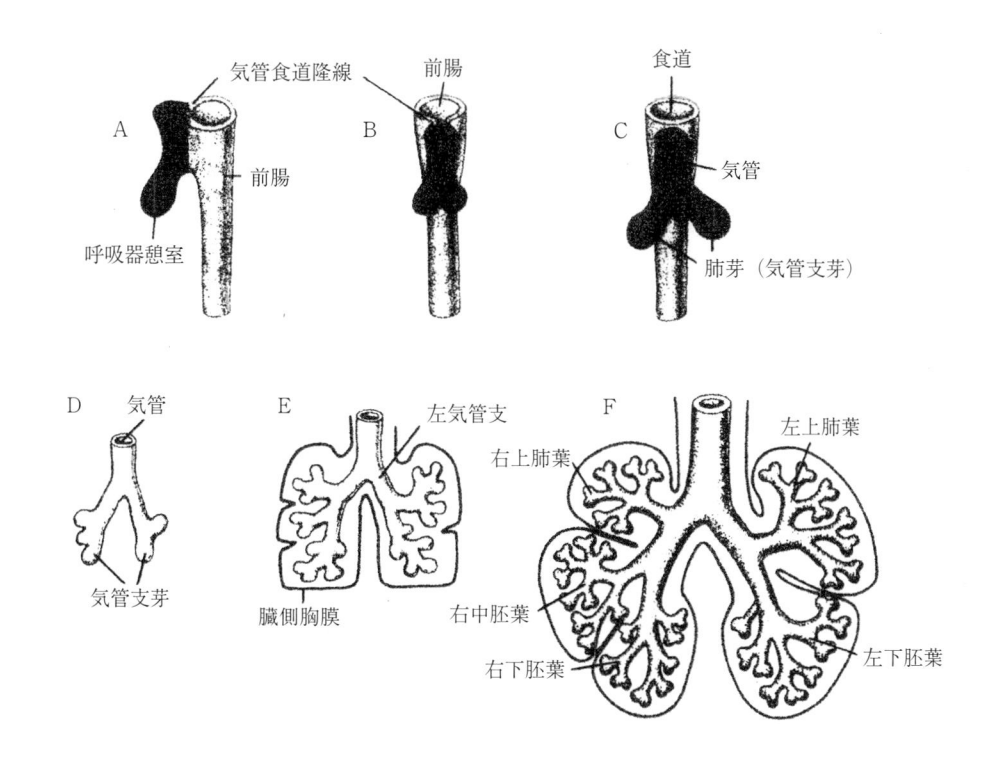

図Ⅱ-4 肺の形成

A，B，C：発生第4週における呼吸器憩室から気管支への発育。呼吸器憩室は前腸の腹側に現われ，憩室が下方へ伸びるにつれて気管食道中隔によって前腸から分離され，憩室の上部は気管，前腸部は食道となる。D，E，F：第5，6，8週における気管支芽から肺への発育。第5週には気管から分かれた右気管支から3本の気管支が，左気管支から2本の気管支が分枝し（D），これらから次々に気管支が分枝して（E），右の肺には上，中，下の肺葉が，左の肺では上，下の肺葉が形成されてくる（F）。（Langman's Medical Embryology より編集）

 産後もさらに6回程度進行する。気管，肺の軟骨，筋肉，結合組織は前腸周囲の臓側中胚葉から発生する。
 発生第16週頃までに細気管支の終末部は腺様の構造となり，その後，第25週頃までにこれらの終末部は膨らんで終末嚢（terminal sac，原始肺胞 primitive caveolus）と呼ばれる構造になる。妊娠7ヶ月頃になると毛細血管が接した肺胞（alveolus）が形成され，出産後の生命維持に必要なガス交換の呼吸機能が備わってくる。生後10歳程までは新しい肺胞が追加されていく。
 肺胞の上皮細胞にはⅠ型とⅡ型が存在し，Ⅰ型はガス交換に与かり，Ⅱ型は表面張力を低下させるリン脂質を含むサーファクタント（surfactant）を産生し，肺胞内に分泌する。発生第24週頃までにサーファクタントの産生が始まり，第26～29週には肺および肺血管系がガス交換を行える程に発育し，呼吸中枢も働き得るようになってくる。臨床的には，妊娠34週以降であれば新生児の呼吸窮迫症候群（respiratory distress syndrome, RDS）の発症は稀である。こ

のサーファクタントの合成は副腎皮質ホルモンによって促進され，サーファクタントの濃度は出産2週間程前から増加する。出産時の胎児血液の酸素濃度の低下が視床下部-下垂体系を介した副腎皮質ホルモンの分泌でサーファクタントの分泌を誘発し，胎児が産道を通る時の肺胞内の羊水の排出を助けている。肺胞の内面を覆うサーファクタントが表面張力を低下させることによって呼吸による肺胞の拡張が可能になる。

呼吸様運動（胸郭，横隔膜の動き）は出産前に羊水中で始まる。この動きが肺や呼吸筋の発育を促進させている。出産後に呼吸が始まると気道と肺胞に含まれている液体の大部分は血液やリンパの循環によって吸収される。

8. 泌尿器（腎臓）

血漿内の不要な物質を尿中へ排泄し，体液を正常に維持する機能をもつ腎臓はかなり複雑な過程で中間中胚葉から前腎，中腎，後腎と順を追って発生してくるが，発生第4週の初めに現われた前腎（pronephros）は第4週末頃には消失してしまう。この頃になると中腎（mesonephros）および中腎管（mesonephric duct，ウォルフ管 Wolffian duct）が胸部から上腰部付近の両側の中間中胚葉から分化し，中腎は数多くの分泌細管（excretory tubule）や糸球体（glomerulus 球状に集まった毛細血管）を形成してくる。細管の先は糸球体を取り巻きボーマン嚢（Bowman's capsule）となり，細管の他方は体軸方向に走る中腎管に開口する。頭方側の中腎は糸球体や細管を含め2ヶ月末までに消失し，尾方は男性では生殖腺の発生に関わるが，女性では尾方も次第に消失してしまう。

発生第5週になると，中間中胚葉の尾側端付近の後腎中胚葉（metanephrotic mesoderm）から後腎（metanephros）が発生してきて最終的な腎臓が形成されてくる。中腎管が排泄腔（cloaca）に入る付近に尿管芽（ureteric bud）が生じ，先端が分岐しながら後腎中胚葉の細胞集団（後腎形成組織 metanephrotic tissue）の中に進入していく。尿管芽の基部は尿管（ureter），それに続いて腎盂（renal pelvis），さらに大きく分かれて腎杯（renal calyx）となり，腎杯からは腎実質内に数多くの細い集合管（collecting duct）が構成されていく。

集合管の先端の周りを覆っている後腎形成組織から後腎形成細胞塊（metanephrotic cell cluster），後腎小胞（renal vesicle）が生じ，さらにS字状の尿細管（renal tubule）となっていく（図Ⅱ-5A，B，C）。尿細管の先端は糸球体嚢（glomerular capsule，ボーマン嚢）となって，中に糸玉状の毛細血管である糸球体を収めるようになり，血漿を濾過する機能をもった腎小体（renal corpuscle）を形成する（図Ⅱ-5D，E）。腎小体と尿細管は腎機能の単位であり，ネフロン（nephron）と呼ばれ，長く伸びた尿細管の末梢端は集合管につながる。腎小体からは腎実質中を近位曲尿細管，ヘンレのループ（Henle's loop）の下行脚および上行脚，遠位曲尿細管の順の経路を経て集合管に合流する。片方の腎臓には4,000程のネフロンが含まれ，これらは最

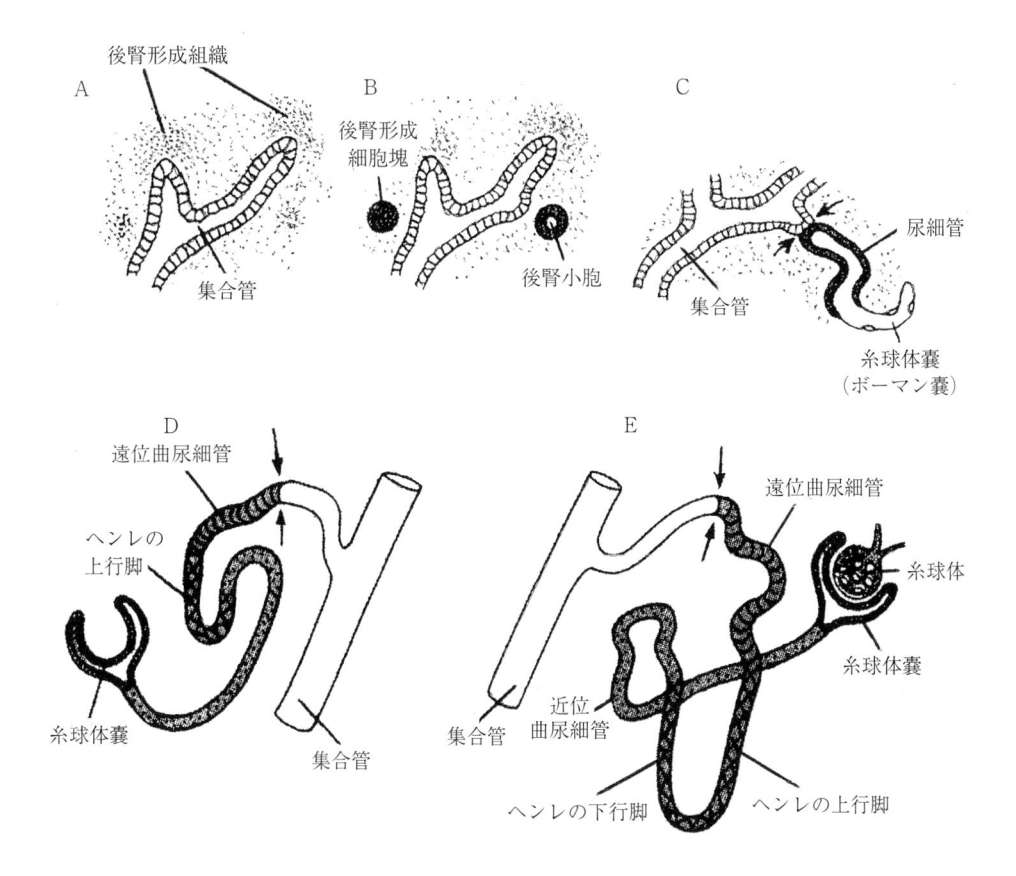

図Ⅱ-5　後腎（腎臓）の尿細管の発育

集合管が伸びてくる先端付近に現われる後腎形成組織（A）から後腎小胞が生じてくる（B）。この小胞は細い管となり，その先端に糸球体嚢（ボーマン嚢）が生じ（C, D），その中に毛細血管からなる糸球体が含まれてきて，ネフロンが形成されるようになる（E）。矢印は糸球体で濾過された原尿を処理する尿細管（黒）と数多くの尿細管からの尿を集める集合管（白）の境を示す。（Langman's Medical Embryology より編集）

終的に 250 程の集合管に集まって腎杯に開口する。

　数多くの糸球体で濾過された原尿は，尿細管を流れる過程で体に必要な物質が再び血液へ吸収されたり，不要な物質が分泌されたりして集合管に集められ，尿として膀胱に蓄えられる。ネフロンの形成には必要な遺伝子の発現を誘導する数多くの転写因子や調節因子が関与している。

　腎臓の機能は発生第 9～12 週に始まり，妊娠後半には尿として羊水中に排泄されるようになる。胎児は羊水を飲み込むので，尿へ排泄された水分および代謝によって生じた老廃物は消化管，血液，腎臓を介して循環する。血液中の老廃物は胎盤を介して母体へ入り，母体の腎臓によって濾過されて尿中へ排泄されて処理される。

9. 内分泌系

　数多くの内分泌腺から分泌されるホルモンは胎児の臓器の発生や発育，さらには妊娠の維持に重要な働きをしている。これらのホルモンの作用は異なった種類のホルモンが影響し合っていて複雑である。

ⅰ）脳下垂体（hypophysis）

　脳下垂体（外胚葉組織）は前葉と後葉の2つの異なった部位から構成され，脳下垂体前葉（下垂体腺葉 adenohypophysis）には発生第9〜12週頃になると甲状腺刺激ホルモン（thyroid stimulating hormone, TSH），成長ホルモン（growth hormone, GH），卵胞刺激ホルモン（follicle stimulating hormone, FSH），黄体形成ホルモン（luteinizing hormone, LH），副腎皮質刺激ホルモン（adrenocorticotropic hormone, ACTH）に対応する細胞が分化してきて，それぞれの分泌が始まるようになってくる。これらの前葉ホルモンはそれぞれ視床下部から分泌される甲状腺刺激ホルモン放出ホルモン（thyrotropin-releasing hormone, TRH），成長ホルモン放出ホルモン（growth hormone-releasing hormone, GRH），ゴナドトロピン放出ホルモン（gonadotropin-releasing hormone, GnRH（黄体形成ホルモン放出ホルモン（luteinizing hormone-releasing hormone, LHRH）とも言われ，FSHの分泌も促進する。）），副腎皮質刺激ホルモン放出ホルモン（corticotropin-releasing hormone, CRH）によって分泌が促進される。

　第20〜23週になるとGH，FSH，LHの分泌が増加して胎児の発育が促進される。GHはグルコースに対する膵臓のβ細胞の感受性を高めて膵臓からのインスリン（insulin）の分泌を促進し，細胞の発育を促進させる作用があると考えられている。胎児の代謝にはアミノ酸も重要であるが，グルコースが主に用いられているので，GHとインスリンの働きは重要である。

　脳下垂体後葉（下垂体神経葉 neurohypophysis）は視床下部の神経から漏斗の方へ伸びてきた神経線維の先端からグリア細胞と共に形成され，発生第16〜20週に視床下部（視索上核，室傍核）の神経細胞に後葉ホルモンである抗利尿ホルモン（antidiuretic hormone, ADH, バゾプレッシン vasopressin ともいわれる）およびオキシトシン（oxytocin）を含む顆粒が現われ始める。これらのホルモンは軸索輸送で脳下垂体後葉へ送られて蓄えられるようになってくる。ADHの分泌が始まるのは腎臓で尿が作られるようになる時期に一致している。

ⅱ）甲状腺（thyroid gland）

　甲状腺は発生第16〜17日に増殖しながら舌根部から下降し，発生第7週になると気管上部の前面に達し，途中の管は消失してしまう。甲状腺の細胞は発生第11週頃からヨードの取り込みを，第12週頃からコロイドの蓄積を始めて原始的濾胞となってくる。第12週以降には濾胞細胞で甲状腺ホルモン（サイロキシン thyroxine, T_4 およびトリヨードサイロニン

triiodothyronine, T_3）が合成され，分泌されるようになり，胎児の代謝系の調節に関与してくる。第18～22週になると視床下部-脳下垂体系の活性化によって脳下垂体からのTSHの分泌が増し，T_4の血中濃度が次第に上昇し，妊娠6ヶ月頃には甲状腺がかなり機能するようになる。しかし，視床下部を介しての甲状腺ホルモン分泌の調節機能は生後になって充実してくると考えられている。甲状腺ホルモンはエネルギー代謝やタンパク質合成を促進し，酸素消費を増し，体温を高める作用をもつ。骨格や脳の発育および機能に必要であるが，脳では特に神経線維の有髄化の作用が重視されている。TSHと甲状腺ホルモンは殆ど胎盤を通らないので，これらの作用は胎児自身の産生と分泌に依存している。

血液のCaイオン（Ca^{2+}）濃度を調節するカルシトニン（calcitonin）を分泌する傍濾胞細胞（parafollicular cell, C細胞）は濾胞細胞の発生とは異なっている。発生第4～5週に頸部の前腸から5つの左右の膨らみ（咽頭嚢 pharyngeal pouch）が生じ，この中の最後の第V咽頭嚢からは鰓後体（ultimobranchial body）が生じ，これから傍濾胞細胞が発生し，甲状腺内に散在してきてカルシトニンを分泌するようになる。カルシトニンは破骨細胞による骨から血液へのCa^{2+}遊離を抑制する作用をもち，胎児で骨の発育が進むにつれてカルシトニンの分泌が増加する。

iii）副腎皮質（adrenal cortex）

副腎皮質は発生第5週頃に中胚葉から大動脈の両側に好酸性の大きい細胞の集団（原始副腎皮質 primitive adrenocortex）として生ずるが，大部分は後に退化する。少し遅れて小さい細胞の集団が原始副腎皮質を覆ってきて固有副腎皮質（definitive adrenocortex）が形成される。副腎皮質の発育は胎児の脳下垂体から分泌される副腎皮質刺激ホルモン（ACTH）によって促進される（母体のACTHは胎盤を通過しない）。発生第16週頃になると視床下部で産生される副腎皮質刺激ホルモン放出ホルモン（CRH）を介して下垂体前葉からのACTHの分泌が制御されるようになり，第19週以降になるとACTHの分泌量が増加してくる。妊娠末期での副腎は10g以上あり，体重との重量比率では成人の20倍程もあるが，この比率は出生後数日から急速に減少し始める。

副腎皮質は外側から球状（顆粒）層，束状層，網状層の3層からなり，球状層からは鉱質コルチコイド（mineralocorticoid）であるアルドステロン（aldosterone），束状層からは糖質コルチコイド（glucocorticoid）であるコルチゾール（cortisol），網状層からは男性ホルモン（androgen）であるテストステロン（testosterone）が分泌される。胎児期の後期に始まった3層構造の皮質の形成は3歳末にほぼ終わるが，最終的に完成するのは思春期近くとされている。網状層は妊娠3ヶ月頃になると弱い男性ホルモンとして働くデヒドロエピアンドロステロン（dehydroepiandrosterone, DHEA）を分泌するようになる。このホルモンは胎盤でエストリオール（estriol）に変換されて母体へ入り，尿中へ排泄される。

iv）副腎髄質（adrenal medulla）

神経胚形成（neurulation）の過程で生じた外胚葉性の神経堤（neural crest）の細胞は間葉細胞（mesenchyme）となって側方へ拡がり，数種類の細胞群が交感神経系を形成してくる。これらの中で背側へ移動する細胞群から副腎髄質の細胞が生じ，副腎皮質に囲まれて集団を形成してくる。これらの細胞はクロム親和性細胞（chromaffin cell）で，発生第10週頃には交感神経系で働くカテコルアミンであるアドレナリン（adrenaline）が認められるようになる。

v）膵島（pancreatic islets，ランゲルハンス島 Langerhans islets）

発生第8週で膵管の末端が膨んで，膵臓の外分泌腺房が作られてくる。この原始膵管の基部から膵島（ランゲルハンス島）の原基が島状に散在して発生し，第9週目になると膵島の中に分泌顆粒をもつA細胞が現われてくる。B，D細胞は少し遅れて，第10週の半ばに現われ，次第に膵島を形成し，膵臓内に散在するようになる。B細胞の数が他に比べて非常に多くなり，第11週あたりになるとB細胞から血糖を低下させるインスリン（insulin）が，A細胞から血糖を上昇させるグルカゴン（glucagon）が，D細胞からはいろいろのホルモンの分泌を抑制する作用をもつソマトスタチン（somatostatin）が分泌され始め，5ヶ月頃になるとこれらのホルモンによって血液のグルコース濃度（血糖）が調節されるようになってくる。インスリンは胎盤を通らないので，血糖は胎児自身によって調節されている。著書によってはB細胞はβ，A細胞はaあるいはA_2（a_2），D細胞はA_1（a_1）細胞と記載されている。

vi）副甲状腺（parathyroid gland，上皮小体）

副甲状腺は左右の第Ⅲと第Ⅳ咽頭嚢（pharyngeal pouch）から生じてくるが，発生第5週には第Ⅲの方は下副甲状腺（inferior parathyroid gland），第Ⅳの方は上副甲状腺（superior parathyroid gland）となる。頭側の第Ⅲ咽頭嚢から生じる方は同じ部位から発生する胸腺の下降に引きずられて第Ⅳ咽頭嚢からの副甲状腺よりも尾側へ大きく下降するため上下関係が逆転する。これらの4個の副甲状腺は甲状腺の裏側の上下，左右に付着し，副甲状腺ホルモン（parathyroid hormone, PTH，パラソルモン parathormone）を分泌する。このホルモンは消化管からのCa^{2+}の吸収を促進し，腎臓の尿細管からのCa^{2+}の再吸収を促進し，さらに，骨からのCa^{2+}遊離を促進して血中Ca^{2+}濃度を高める作用をもつ。

vii）胸腺

胸腺は下方の副甲状腺を生じた第Ⅲ咽頭嚢から別個に分化してきて，発生第5週頃には胸骨の裏側まで下降して左右の胸腺が融合し，咽頭との連絡路は消失してしまう。胸腺は思春期までは発育を続け，免疫機能に与かるが，歳を取ってくると萎縮して脂肪細胞で置き換えられるようになる。

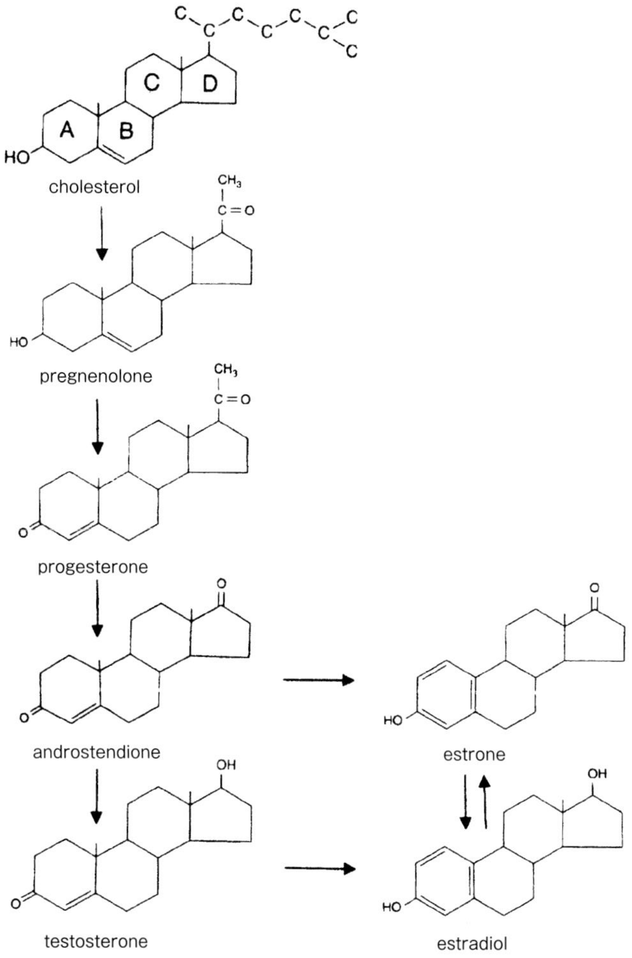

図Ⅱ-6 性ホルモンの生合成経路

viii）性ホルモン

　性ホルモンはステロイドホルモンであり，コレステロール（cholesterol）の側鎖が切られてプレグネノロン（pregnenolone）になり，さらに，図Ⅱ-6で示されるように，いくつかの段階を経て作られる。この最初の反応は下垂体前葉から放出される副腎皮質刺激ホルモン（ACTH）で促進される。プレグネノロンからは黄体から分泌されるプロジェステロン（progesterone）が作られ，さらに男性ホルモンであるアンドロステンジオン（androstendione）が作られる。アンドロステンジオンから女性ホルモン（エストロジェン estrogen）であるエストロン（estrone）とエストラジオール（estradiol）および主な男性ホルモンであるテストステロン（testosterone）が作られる。

　性ホルモンによって生殖器官の発育および機能，さらには性行動や体形などが大きく影響を

受けている．女性ホルモンおよび男性ホルモンの分泌は複雑に調節されていて，大脳の視床下部の神経細胞が重要な働きをしている．この神経細胞はペプチドである黄体形成ホルモン放出ホルモン（LHRH，性腺刺激ホルモン放出ホルモン（GnRH）ともいわれる）を合成して下垂体門脈へ分泌し，下垂体前葉からの卵胞刺激ホルモン（FSH）および黄体形成ホルモン（LH）の分泌を制御する．女性ではFSHによって卵胞が成熟され，エストロジェンの分泌を促進し，LHによって成熟卵胞からの排卵を起こし，生じた黄体からプロジェステロンを分泌させる．男性ではLHの作用によって男性ホルモンの分泌を，FSHによって精子形成を促進する．

　男性ホルモンの主なものはテストステロンで，精子形成や生殖器の発育に働くだけでなく，タンパク質の合成（同化作用 catabolism）を促進し，骨格や筋肉が男性的（筋肉質的）な体形を形作る．テストステロンから生じるジヒドロテストステロン（dihydrotestosterone）は皮脂腺の分泌を促進し，髭や体毛の発育を促す一方，歳を重ねると頭部の脱毛を促進する作用もある．

ix）胎盤のホルモン

　妊娠初期（8～10週頃）に子宮内膜内に入り込んでいる胎盤の栄養膜合胞体層（syncytiotrophoblast）からペプチドであるヒト絨毛性ゴナドトロピン（human chorionic gonadotropin, hCG），ヒト絨毛性ソマトマンモトロピン（human chorionic somatomammotropin, hCS），およびステロイドの女性ホルモンであるエストロジェンとプロジェステロンの分泌が多くなって，母体と胎児に作用する．hCGは下垂体前葉から分泌される黄体形成ホルモン（LH）と似た作用を持つので，妊娠初期に黄体の機能が維持され，黄体からプロジェステロン分泌を続けさせることによって子宮内膜を妊娠が維持できるような状態に保ち，排卵が抑制され，月経は停止し続ける．さらに，精巣のライジッヒ間質細胞（interstitial cell of Leydig，単にライジッヒ細胞 Leydig's cell ともいわれる）の形成を促進し，テストステロンを分泌させる．このhCGは発生第2週後頃（着床後約3～4日）には妊婦の尿中に排出されるようになるので，妊娠の判定に利用されている．hCSは成長ホルモン（GH）やプロラクチン（prolactin, PRL）と似た作用をもち，母体の血糖値を上げて胎児へのグルコースの供給や母体の乳腺の発育を助け，ヒト胎盤催乳ホルモン（human placental lactogen, hPL）ともいわれ，血漿中の濃度は妊娠中の乳房と乳輪の発育の程度と相関していると報告されている．

　胎児の発育に及ぼすホルモンの中ではプロジェステロンが最も重要と考えられるが，プロジェステロンが有効に作用するには多くの場合前もってエストロジェンが作用する必要がある．妊娠4ヶ月末までは母体の黄体からプロジェステロンが分泌されるが，その後は胎盤からプロジェステロンおよびプレグネノロンが分泌され，さらに，プレグネノロンは肝臓でエストリオールに変えられる．これらの女性ホルモンが増加することによって妊娠が維持され，子宮や乳腺の発育が促進される．

10. 生 殖 器

　卵子や精子を作り出す卵巣（ovary）や精巣（testis 睾丸）の生殖腺（gonad）は発生第6週までは「未分化」の状態にあって男女の差はない。第6週頃になると卵黄嚢の壁に生じた原始生殖細胞（primodal germ cell）は後腸の背側に現われた生殖堤（gonadal ridge）へ移動して次第に生殖腺として分化していく。Y染色体があれば精巣が出来て男性の体形へ，なければ女性の体形に発育する。このことは1947年にJost, A. によってウサギで証明された。この作用はY染色体のSRY（Sex-determing Region on Y）とよばれる性決定領域に存在する遺伝子によるもので，SRY遺伝子がなければ卵巣が形成されて女性になる。生殖器は思春期になって機能的に発育してくる。

ⅰ）男性の生殖器
精巣

　男性では生殖堤の中に生殖索（sex cord）が現われ，次第に精巣が形成されてくる。生殖索は精巣内で発育し，生殖腺の上皮から原始生殖細胞である精祖細胞（spermatogonium）とSRY遺伝子で作られたSF1（steroidogenesis factor 1）の働きで生じたセルトリ細胞（Sertori cell）を含む精巣索（testis cord）となっていく。セルトリ細胞は思春期以降における生殖細胞の発生，発育の過程に大きく関与している。精巣索は網状の精巣網（rete testis）によって輸出管（ductus efferentes）を介して精管（ductus deferens）に繋がっていく。思春期になると精巣索は管状の精細管（seminiferous tubule）になっていく。

　精巣索の間にはライジッヒ細胞が存在し，この細胞はSRY遺伝子によって生殖堤の間葉から分化が誘導されて生じ，胎盤から分泌されるヒト絨毛性ゴナドトロピン（human chorionic gonadotropin, hCG）によって発育が促進される。この細胞は発生第7～8週になるとテストステロンの産生を始めるようになる。テストステロンは生殖器の発育を促進する。ライジッヒ細胞は第10～14週に最も数が多くなるが，その後次第に退行していく。しかし，思春期になると再び数が増してきて，生殖細胞や二次性徴の発現に働くようになる。

精巣の下降

　発生第8週を過ぎる頃，精巣に付着した結合組織性の精巣導帯（gubernaculum testis 精巣と陰嚢の内部をつなぐ網状の組織）が内，外腹斜筋の間から腹腔外へ出て，鼠径部を通って陰嚢隆起に達するようになる。精巣導帯が短縮するにつれて精巣は腹膜に包まれて下降を始め，第12週頃になると鼠径部に達し，第28週に鼠径管（inguinal canal）を通り，第33週には精巣導帯が非常に短くなって陰嚢底まで達する。これらの過程には男性ホルモンおよびライジッヒ細胞で作られるインスリン様因子3（insulin-like factor 3）などが関与しているとされている。精巣は精巣上体と精巣鞘膜以外に，精巣の下降と共に腹部から伸びてきた内および外輪精管筋

膜，挙睾筋の3層で覆われている。陰嚢は外界に接して体温より低く，精子産生など精巣の機能に適した温度に保たれるようになっている。

生殖管（genital duct）

精巣が下降するにつれて精巣索は馬蹄形になり，数多くの小さい網の目状の精巣網を経て輸出細管（efferent ductile）と繋がる。腎臓形成の過程で生じた排出腔まで伸びている左右一対の中腎管（ウォルフ管）は精巣のライジッヒ細胞から分泌される男性ホルモンの作用によって精巣から陰茎までの輸精管を形成し，思春期になって機能的に発育していく。これには精巣側から輸精細管，精巣上体（epididymis），精管，精嚢（seminal vesicle）および射精管（ejaculatory duct）が含まれる。ウォルフ管に平行して生じたミュラー管（Müllerian duct，中腎傍管 paramesonephric duct とも呼ばれる）はセルトリ細胞から分泌されるミュラー管抑制物質（Müllerian inhibiting substance, MIS）によって消失してくる。

男性の外性器

発生第3週になると排泄腔膜の両側に排泄腔ヒダ（cloacal fold）が生じ，第6週になるとその前方は尿道ヒダ（urethral fold）に，後方は肛門ヒダ（anal fold）になる。尿道ヒダの前方に生殖結節（genital tubercle）が生じ，次第に伸びて陰茎（penis）が形成され，肛門ヒダは肛門となっていく。妊娠3ヶ月末になると尿道ヒダの間に存在する尿道溝（urethral groove）は次第に閉じて尿道（urethra）が形成される。これらの男性の外性器の発育は精巣から出される男性ホルモンによって促進される。

ii）女性の生殖器

卵巣

XX性染色体をもち，Y染色体をもたない女性では生殖索は原始生殖細胞を含んだ不規則な大きさの細胞集団となって分かれた後に次第に消失し，表層の上皮細胞が増殖して発生第7週に原始生殖細胞を含んだ皮質索（cortical cord）を形成してくる。これらの皮質索は4ヶ月になると1から数個の原始生殖細胞を囲んだ数多くの細胞集団に分かれてくる。この生殖細胞は卵祖細胞（oogonia）に，それを取り囲んだ上皮細胞は卵胞細胞（follicular cell）になっていく。このように，女性では生殖索は退化し，皮質索が分化してくる。一方，男性では生殖索が精巣索になり，皮質索は分化してこない。女性ではX染色体に存在するDAX1遺伝子がSF1の活性を抑えることによってセルトリ細胞およびライジッヒ細胞の分化を抑制する。

生殖管

最初は女性にも男性と同じく中腎管（mesonephric duct，ウォルフ管）と中腎傍管（paramesonephric duct，ミュラー管）の左右2対の生殖管が存在している。男性ではウォルフ管が精巣からの導管の形成に与かり，ミュラー管は殆ど退化してしまう。女性ではセルトリ細胞が存在しないので，それから産生される抑制物質（MIS）が作用しないためミュラー管は退化せずに生殖管の分化に重要な役割を担い，女性ホルモンの作用を介してミュラー管の上部か

ら卵管が，下部からは対側の管が融合して子宮，子宮頸部，腟の上部が形成される。一方，女性では男性ホルモンが作用しないためウォルフ管は発生第10〜11週に殆ど退化してしまう。

卵巣の下降

卵巣も精巣と同じく，腹腔内の腎臓の近くの部位で生殖腺として発生してきて，精巣ほど著しくないが，卵巣も骨盤内まで下降してくる。最終的に，卵巣の下部は固有卵巣索（ovarian ligament）によって子宮底部に，卵巣の外側面の上部は卵巣提索（suspensory ligament）で腹腔の側壁に結ばれるようになる。

子宮（uterus）

卵巣が下降していくに従って，ミュラー管の上部は卵管（uterine tube, oviduct）に，下部は対側の管と融合して子宮筋（myometrium）で囲まれた子宮体と子宮頸に分化してくる。前にも述べたように，子宮は胎児の成長に伴って著しく大きくなり，妊娠前は重さが50〜70g，内腔容積が10 mℓ以下であるのが，羊水の増加や胎児の成長に伴って，分娩時には1,000 g程の重さ，5,000 mℓ程の容積にも達するようになってくる。

骨盤腔は子宮広間膜（ligamentum latum uteri）によって前側の膀胱子宮窩（excavation vesicouterina）と後側の直腸子宮窩（excavation rectouterina）とに分けられる。

腟（vagina）

中腎傍管が伸びていって尿生殖洞（urogenital sinus）に達すると，この部から洞腟球（sinovaginal bulb）と腟板（vaginal plate）が子宮の方へ伸びてきて，妊娠5ヶ月までにこの中心部に管状になった腟腔が生じてくる。腟の子宮に近い部分は子宮と同じ中腎傍管に由来する。

女性の外性器

女性の外性器の発育は女性ホルモンで促進される。生殖結節は僅かしか伸びず，陰核（clitoris）となる。男性と違って左右の尿生殖ヒダは融合せず，小陰唇（labia minora）を形成する。生殖隆起は大陰唇（labia majora）となっていく。

11. 骨形成

骨の形成過程は骨の存在部位や骨の形によって少し異なるが，ここでは主に四肢の長骨について述べることにする。発生の段階で，骨の形成は間葉の細胞が集まって軟骨芽細胞（chondrioblast）に分化し，軟骨の基質を生じ，軟骨芽細胞は軟骨細胞（chondrocyte）へと変わってくる（図Ⅱ-7A, B）。軟骨細胞の分化や機能は血液を介した成長ホルモン，甲状腺ホルモンや，局所で分泌されるインスリン様成長ホルモン（insulin-like growth factor, IGF），線維芽細胞成長因子（fibroblast growth factor, FGF），副甲状腺関連ペプチド（parathyroid hormone related peptide, PTHrP）など数多くの因子によって制御されている。

発生第12週頃になると骨の中央部（骨幹 diaphysis，一次骨化中心）の軟骨細胞は骨芽細胞

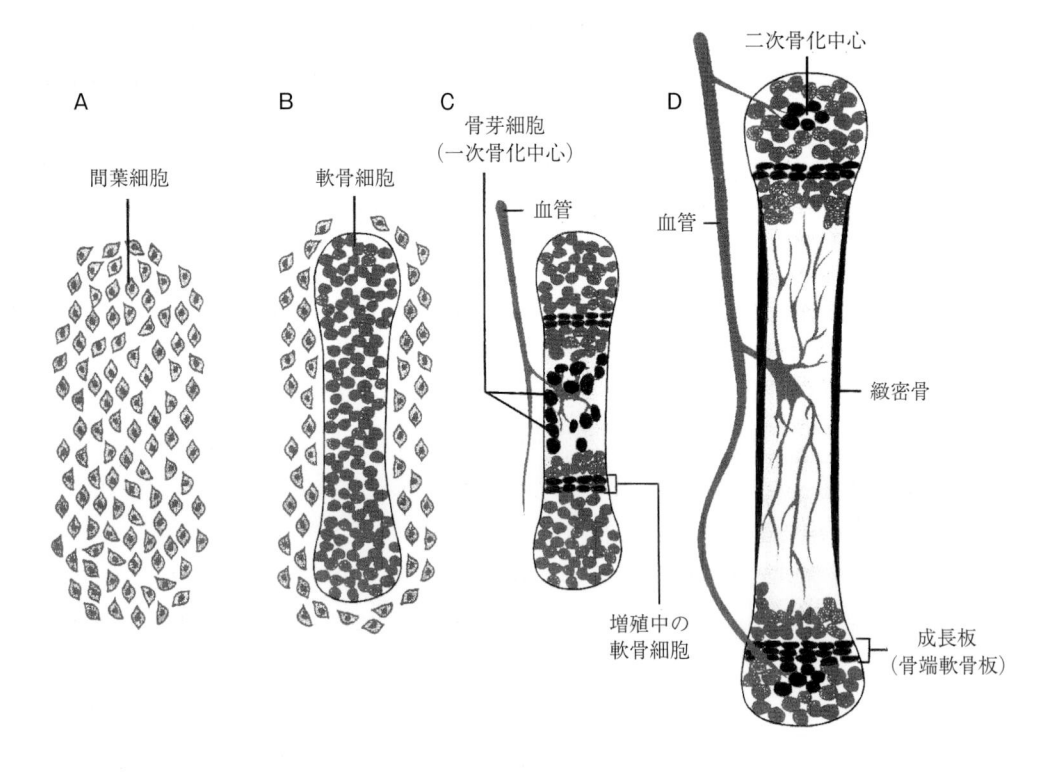

図Ⅱ-7　長骨における軟骨内骨化の過程
A：間葉細胞が集まり，軟骨細胞へと変化していく。B：軟骨細胞によって軟骨が形成されてくる。C：血管が軟骨形成部へ入りこみ，一次骨化中心に骨芽細胞が形成されてくる。D：骨端部に血管が進入し，二次骨化が形成されてくる。(Langman's Medical Embryology より編集)

(osteoblast) に分化し，分泌した基質に Ca が沈着して，次第に結晶状態の骨塩 (hydroxyapatite) を形成し，軟骨内骨化 (endochondral ossification) が起こってくる (図Ⅱ-7C, D)。骨塩の中には骨芽細胞から変化した骨細胞 (osteocyte) が数多く散在するようになる。骨細胞は互いに樹状に結びついている。軟骨細胞から骨芽細胞が分化してくる過程には間葉細胞から分泌される骨形成因子の液性調節因子（サイトカイン cytokine）である数種の BMP (bone morphogenetic protein) が関わり，骨芽細胞の機能は転写因子の Cbfa1 (core-binding factor a1) によって促進される。

　血管が骨端 (epiphysis) に入ってくるとこの部分に二次骨化中心が形成され，骨化は骨幹部から次第に両方の骨端の方へ進んでいく。出産時には骨幹の骨化は終わっているが，その後，骨端の骨幹側に存在する軟骨が板状になった骨端軟骨板 (epiphyseal cartilage plate) が思春期に骨の伸びが終わるまで骨の成長に関わっている (図Ⅱ-7D)。骨端軟骨の発育には IGF が成長ホルモンの作用に関与して重要な働きをしている。

　軟骨が次第に骨に置き換わる過程で，軟骨細胞は肥大化し，周囲の基質に骨塩が生じるにつ

れてアポトーシス（プログラム死）で死滅していく。しかし，関節軟骨，椎間板，気管軟骨，鼻中隔軟骨などでは軟骨のままに維持される。これには Cbfα1 などが関与しているとされている。

　骨の発育や維持には骨芽細胞だけでなく，マクロファージから分化してくる多核細胞である破骨細胞（osteoclast）も重要な働きをしている。破骨細胞の分化にはビタミン D_3（cholecalciferol）や骨芽細胞が分泌する破骨細胞誘導因子（RANKL, receptor activator of NF-κB ligand）を必要とし，副甲状腺ホルモン（PTH）で制御されている。破骨細胞は H^+ やカテプシン（cathepsin タンパク質分解酵素）などを分泌して骨を溶解する。この機能は多くのホルモンやサイトカインで調節されている。

　骨には結晶化されない Ca が易交換性の Ca プール（成人では骨に存在する Ca の 0.4〜0.6％，小児では約 1％）として存在し，血漿の Ca 濃度の調節に関与している。易交換性の Ca プールは骨の表面に存在している骨芽細胞によって周囲の細胞外液へ輸送されている。

　母体からの Ca と PO_4 は能動輸送によって胎盤から胎児へ移行するので，臍帯血中の濃度の方が母体血より高くなっている。母体の肝臓で活性化されたビタミン D_3（cholecalciferol, 25（OH）D_3）は胎児に移行し，胎盤と腎臓でさらに活性化されて活性ビタミン D_3（calcitriol, 1,25（OH）$_2$ D_3）となり，甲状腺の C 細胞から分泌されるカルシトニン（calcitonin）と共に血中 Ca 濃度を高めて骨への Ca 沈着を促進させる。妊娠末期までには骨の形成と体重増加が進むにつれて Ca は体内に平均 22.5g，リン酸は 13.5g 蓄積される。

12. 骨格筋

　骨格筋細胞（骨格筋線維 skeletal muscle fiber）は発生第 6 週頃に中胚葉系の前駆細胞である筋原細胞（myoblast 筋芽細胞）として特異的な転写や分化の制御因子（MyoD と Myf5 など）の協調的な働きによって生じてくる。この過程で細胞内に特異的な収縮タンパク質（ミオシン myosin，アクチン actin）などが生じてきて，第 9 週頃になると筋原細胞は互いに癒合して多核になった筋管（myotube）を経て筋原線維（myofibril）となり，第 12 週頃には収縮タンパク質の規則的な配列によって横紋構造が現われ，筋原線維が集まって筋線維が形成されてくる。筋組織は体の特定の部位でそれぞれの機能に対応して形成され，末梢神経によって支配されてくる。個々の筋線維の長さや太さは骨の成長，筋の存在部位，運動の程度などによってかなりの差が生じる。

　筋組織内には幹細胞が存在し，筋肉が損傷された場合には，この細胞の分化が誘導されて筋線維が再生され得る。

　骨格筋線維には速く収縮する速い筋線維（fast muscle fiber）と収縮速度の緩やかな遅い筋線維（slow muscle fiber）が存在し，前者を多く含む筋は速い筋（fast muscle）と呼ばれ，主に体

の動きに関与し，後者を多く含む筋は遅い筋（slow muscle）と呼ばれ，主に姿勢の維持に関与している。速い筋はグリコーゲンが多く，酸素と親和性が強いミオグロビン（myoglobin）が少なく，毛細血管も乏しくて解糖系代謝によってエネルギーを得ている。遅い筋はグリコーゲンが少なくてミオグロビンが多く，毛細血管およびミトコンドリアに富んでいて，酸化的リン酸化過程によってエネルギーを得ていて持続的な収縮に適している。

このような筋線維の性質の違いは発生過程における筋線維を支配する神経線維の性質の違いによって生じている。速い筋線維を支配する神経線維は太くて伝導速度が速く，遅い筋線維を支配する神経線維は細くて伝導速度が遅いという性質をもっている。

13. 神 経 系

神経管の表面を覆う神経上皮細胞（neuroepitherial cell，神経幹細胞 neural stem cell）から神経芽細胞（neuroblast）とグリア芽細胞（gliablast）が分化してくる。神経芽細胞は分裂を繰り返し，神経芽細胞の性質を維持するものと神経細胞（ニューロン neuron）に分化し，部位によって細胞集団の形態や性質に違いが生じてくる。グリア芽細胞からは数種のグリア細胞（glia cell）が分化してくる。これらは遺伝子を基にして作られるタンパク質や伝達物質，あるいはその受容体の違いによる。これは発生過程で細胞の存在部位，他の細胞との相互作用などによって遺伝子の発現に差が生じ，ニューロンやグリア細胞の性質に変化が現われ，機能に違いが現われてくることによる。ニューロンは分裂して数を増やしてくるが，最大時には1分間に25万個程も増加する。大きいニューロンが先に発育するが，一般に運動（遠心性）ニューロン，感覚（求心性）ニューロン，グリア細胞，介在ニューロン（interneuron ニューロン間に存在し，局所的な神経回路を作る）の順に発育してくる。グリア細胞はニューロンの10倍程の数が存在し，いくつかの種類に分けられ，いろいろな働きをしている。1つはアストロサイト（astrocyte）で，ニューロン間の基質となって適切な環境を維持することによってニューロンを保護している。さらに，神経系の発育時には伸びた突起に沿ってニューロンの移動を導く。オリゴデンドロサイト（oligodendrocyte）は神経線維の周囲に電気的絶縁物質による髄鞘（myelin sheath）を作り，シグナル伝導の効率の良い有髄神経を生じる。ミクログリア（microglia）は死んだ細胞を処理する。

新しく生じたニューロンはその支持細胞であるグリア細胞の突起に沿って移動し，最終的な特定の部位に達して多くのニューロンと集団を形成する。大脳皮質では移動してきたニューロンによって6層が形成されるが，後に到着するニューロンほど表面近くに位置するようになる。

ニューロンは神経活動を他のニューロンに伝え合う回路網を形成し，複雑な情報処理を行う機能を持っている。このために機能的に結びつくニューロンとニューロン間の情報伝達を行う

装置であるシナプス（synapse）を作って，特定の伝達物質（transmitter）を放出し，他の細胞の受容体を介してその細胞を興奮させたり活動を抑制したりする。神経系の発生段階でのシナプス形成期にはニューロンは過剰に作られ，標的細胞とシナプスを形成できないニューロンは20〜70％にも達する。これらの細胞はアポトーシスで死滅してしまう。

i）中枢神経系

神経管の内腔は脳室と脊髄中心管となり，脳脊髄液で満たされる。「Ⅰ　胚子の発生」で述べたように，前脳は終脳（telencephalon）と間脳（diencephalon）とに分かれ，終脳からは大脳半球が，間脳からは視床（thalamus），視床下部（hypothalamus）などが分化し，中脳（mesencephalon）は眼筋や瞳孔を支配する神経の中枢となり，体の動きを制御する赤核（nucleus ruber）や黒質（substantia nigra）が存在し，菱脳（rhombencephalon）は後脳（metencepalon）と髄脳（myelencephalon）に分かれ，後脳からは橋（pons）と小脳（cerebellum）が，髄脳からは延髄（medulla oblongata）が分化してくる（図Ⅰ-7）。

視床下部は食欲や性欲などの本能と関連した行動を制御し，個体および種族の維持に重要な統合中枢である。このために自律神経系や内分泌系を介して体の内部環境の恒常性の維持にも関わっている。発生第9〜14週頃になると異なった機能をもつ腹内側核や背内側核などが形成されてきて，さらに内分泌の項で述べたように脳下垂体と機能的に連結してくる。

大脳辺縁系（limbic system）は大脳半球の底部に存在して扁桃体（corpus amygdaloideum）や海馬（hippocampus）を含み，系統発生的に古い領域で，視床下部と共に動物に共通する本能的な行動を統合する機能，特に記憶の過程に重要な働きをしている。発生第15〜17週には海馬でのシナプス形成が始まり，大脳辺縁系は発生第9〜20週にかけて形成されて，第34週頃にほぼ完成されてくるが，神経線維の髄鞘化は妊娠末期に始まり，青年期まで進んでいく。

大脳皮質において発生第6週頃までは分裂によって同じ細胞が生じて数が増えるが，第7週になるとニューロンとグリア細胞が分化してくる。第12週（3ヶ月）では分裂によって異なったニューロンが生じ，一方はその部に留まって分裂を続けるが，他方は別の部位に移動していく。

線維芽細胞成長因子（FGF）は脳に多く存在していて，各種の細胞の増殖を促進する作用をもち，幼弱なニューロンを分裂させグリア細胞を増殖させる。成長ホルモン（GH）とインスリン様成長因子（IGF-1）は相互に作用しながら，脳の発育，機能の発達に関与しているが，成人においても認識機能などに働いているとされている。

妊娠2ヶ月頃（3cm程度の頭殿長）には頭部や躯幹の形態がかなり整ってきて，神経系の発育を基に胎児の動きが始まり，2ヶ月半から4ヶ月には羊水を飲み込むような動作も起こってくる。3ヶ月頃の胎児は10cm程度の大きさで，脳は成人の形態にかなり似てくる。4〜5ヶ月頃には直径が3cm程の大きさになった前脳から大脳が発達してきて，大脳半球が中脳および菱脳を覆うようになってくる（図Ⅱ-8）。4ヶ月頃には母親の体位変化に対しての反応が認めら

25日　　　　　　　40日　　　　　　　100日

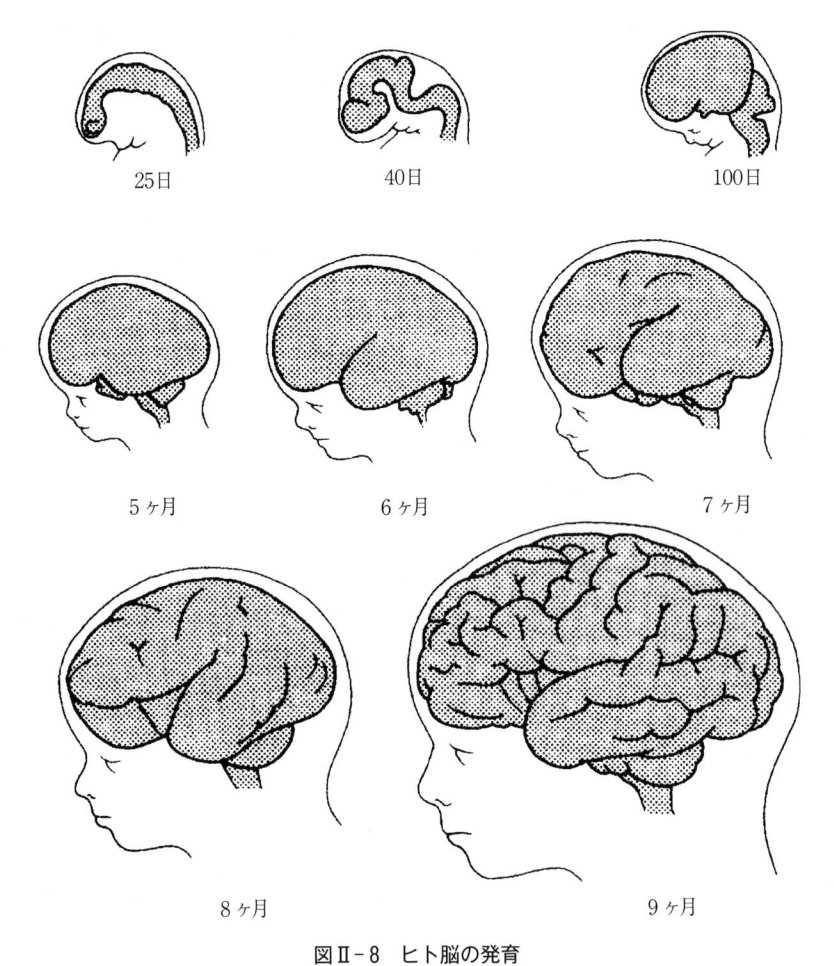

5ヶ月　　　　　　6ヶ月　　　　　　7ヶ月

8ヶ月　　　　　　9ヶ月

図Ⅱ-8　ヒト脳の発育
脳は妊娠9ヶ月までによく発育してくる。(The Human Brain, Greenfield, S., 1997)

れるようになり、視床下部の体温調節中枢も機能するようになってくる。
　側脳室周囲に生じたニューロンは脳表面に向かうグリア細胞の線維状の突起に沿って大脳皮質下まで移動して、妊娠5ヶ月頃には6層構造の大脳皮質が形成され、6ヶ月を過ぎる頃から脳表面の回（convolution, gyrus）が明確になってきて、脳の表面積が増してくる。この過程ではニューロンやそれらのシナプスは過剰に生じるが、機能的に必要なもの以外は次第にアポトーシスによって消滅していく。
　出産近い9ヶ月頃には脳は300〜400g程の重さに発育してきて、ニューロンの数は成人より多い200億以上の数に達するが、これは同じ速度で作られるとすれば、1日に1億個程度、1分間に5万個以上という驚くべき数のニューロンが作られていることになる。妊娠10ヶ月頃には大脳回も非常によく形成されてくる。神経線維の髄鞘化は神経細胞の成熟と関連していて、脊髄小脳路では妊娠6ヶ月で髄鞘化が進んでくるが、錐体路や末梢神経線維の有髄化は遅

く始まり，生後1～2年間程は続き，さらに，中枢神経系の特定の部位では思春期頃までは髄鞘化が進んでいく。脳は生後2年間で解剖学的には90％程度まで発育が進むとされている。

ii) 脳の性分化

女性の性周期は視床下部の視索前野（preoptic area）に存在する性中枢からのゴナドトロピン放出ホルモン（GnRH；黄体形成ホルモン放出ホルモン LHRH）の周期的放出を介して脳下垂体から血中へ放出される性ホルモン（卵胞刺激ホルモン FSH および黄体形成ホルモン LH）が最も重要な役割を演じている。一方，男性では視床下部が未だ機能を始めていない胎児期の特定の時期に性中枢が男性ホルモンであるテストステロンの作用を受けると，この部位の男性化により周期的放出が起こらないようになってしまう。男性では発生第7～8週になると精巣の間質組織内にライジッヒ細胞が現われてテストステロンの分泌が始まり，次第に増加した後に，第17～18週頃から徐々に次第に減少してくる。テストステロン分泌が多い第12～18週の臨界期に脳の性中枢の男性化が起こるとされている。

血液から脳の神経細胞への物質の動きは血液脳関門（blood-brain barrier）によって制限され，脳の大部分ではタンパク質などの大きい分子は脳内へ入らないようになっている。しかし，視床下部やその近くの大脳辺縁系の血液脳関門では多くのタンパク質が通過できる。テストステロンはこの関門を通り得るが，脳の性分化の時期には女性ホルモンのエストロジェンに選択的に結合するタンパク質が多く含まれているため，エストロジェンはこの関門を通ることが出来ないようになっている。脳内へ入ったテストステロンはジヒドロテストステロンを経て，芳香化酵素（アロマターゼ aromatase）によってエストロジェン（17 β-エストラジオール 17 β-estradiol）に変換され，エストロジェンが脳の性中枢に作用し，この中枢を男性化するとされている。しかし，最近，エストロジェンへの変換を必要とせずに，テストステロンが直接受容体を介して脳の男性型化を起こすという結果も得られている。

思春期になると再びライジッヒ細胞からの男性ホルモンの分泌が増してきて，内側視索前野の性中枢に作用し，視床下部を介して下垂体からの成長ホルモンの放出を促進することにより，男性に特異的な体格が形成されてくる。

iii) 自律神経系

a) 交感神経系

「Ⅰ 胚子の発生」の神経胚形成で述べたように，神経板の両側部に土手状に存在する神経堤（neural crest）の細胞集団は神経管が出来る頃に次第に神経管の両側に沿って離れていって，交感神経系を形成していく。この細胞集団から脊髄神経節（spinal ganglion），副腎髄質（adrenal medulla），腹腔内の神経節，消化管の神経叢などが作られてくる。脊髄神経節は脊髄近くの両側に鎖状に繋がり，このニューロンは脊髄側角のニューロンから伸びてきた有髄の節前神経線維とシナプスを形成する。脊髄神経節のニューロンからは無髄の節後神経線維が出

て，胸部，腹部の神経節や臓器の平滑筋や分泌腺を支配し，主にカテコルアミンのノルアドレナリン（noradrenaline）を伝達物質として放出する。既に述べたように，副腎髄質を構成する細胞はアドレナリン（adrenaline）を血中へ分泌するクロム親和性細胞に分化する。

b）副交感神経系

脳幹の核から出る副交感神経には動眼（第Ⅲ），顔面（第Ⅶ），舌咽（第Ⅸ），および迷走神経（第Ⅹ脳神経）があり，それぞれの部位を支配する。迷走神経は胸部および腹部の大部分の広い範囲の臓器を支配している。消化管の下部および泌尿・生殖器は脊髄の最下部の仙髄に存在するニューロンからの副交感神経によって支配されている。副交感神経の伝達物質としては主にアセチルコリンが使われている。

iv）睡眠

睡眠にはレム睡眠（REM sleep），ノンレム睡眠（non-REM sleep），およびその中間の不定睡眠の3つの型が区別されている。レム睡眠は眼球が急速に動く特徴（rapid eye movement, REM）から名付けられ，この睡眠時には呼吸や心拍が不規則に変動し，体の動きもみられる。夢を見ることも多いとされ，覚醒しているような脳波が観察される。ノンレム睡眠は通常の静かな眠りで，呼吸，心拍の変動や体の動きも少なく，脳波は徐波を示す。視床下部の弓状核で産生される成長ホルモン放出ホルモン（GRH）は下垂体前葉から成長ホルモンを放出させて，胎児の成長を促すが，GRHの分泌はノンレム睡眠時に促進させる。

胎児の睡眠周期

レム，ノンレム睡眠の型がみられるようになるのは妊娠21週頃からで，一定の周期でレムとノンレム睡眠が交互に現われる。レム睡眠時の方が脳の代謝が盛んで脳血流も多く，脳の発育と関連しているとされている。妊娠30週頃のノンレム睡眠は5時間程度であるが，次第に長くなり，出産に近づく頃には8時間程度に達する。目を開いて覚醒していると思われる状態が観察されるのは30週頃からで，覚醒期は発育と共に次第に長くなっていく。

睡眠の周期はサーカディアンリズム（circadian rhythm，概日リズム）といわれる体の機能の日内変動に連動していて，松果体（pineal gland）で産生されるメラトニン（melatonin）の放出量の変化に対応している。この産生は光の強さが網膜，視交叉上核（suprachiasmatic nucleus）を経て松果体へ伝えられることで制御され，血中濃度は昼に低く，夜に高くなる。母体のメラトニンは胎盤を通って胎児に移行するので，胎児のサーカディアンリズムは母体の影響を受けている。

III 分娩（出産 parturition）および哺乳

　日本での出生数は第二次大戦後の 1947〜1949 年頃には年間 270 万程であったのが次第に減少し，1975 年頃には 200 万以下となり，2008 年には 109 万程になっている（表III-1 人口動態統計，厚生労働省）。

　1 年間の出生数をその年の総人口で割り，人口 1,000 人当たりで表わす出生率は 1975 年に 17.1 であったのが，2008 年には 8.7 となっている。一般には各年における統計で 1 人の女性

表III-1 年齢別出生数

年	1955	1965	1975	1985	1995	2005	2008
総　数	1,730,692	1,823,697	1,901,440	1,431,577	1,187,064	1,062,530	1,091,156
〜14歳	8	7	9	23	37	42	38
15〜19	25,211	17,712	15,990	17,854	16,075	16,531	15,427
20〜24	469,027	513,645	479,041	247,341	193,514	128,135	124,691
25〜29	691,349	854,399	1,014,624	682,885	492,714	339,328	317,753
30〜34	372,175	355,269	320,060	381,466	371,773	404,700	404,771
35〜39	138,158	72,355	62,663	93,501	100,053	153,440	200,328
40〜44	33,055	9,828	8,727	8,224	12,472	19,750	27,522
45〜49	1572	462	312	244	414	564	594
50〜	134	18	7	1	0	34	24
不　詳	3	2	7	38	12	6	8
普通出生率	19.4	18.6	17.1	11.9	9.6	8.4	8.7
合計特殊出生率	2.37	2.14	1.91	1.76	1.42	1.26	1.37

総出生数 1,000 に対する比率

〜19歳	14.6	9.7	8.4	12.5	13.6	15.6	14.2
20〜24	271.0	281.7	251.9	172.8	163.0	120.6	114.3
25〜29	399.5	468.5	533.6	477.0	415.1	319.4	291.2
30〜34	215.0	194.8	168.3	266.5	313.2	380.9	371.0
35〜39	79.8	39.7	33.0	65.3	84.3	144.4	183.6
40〜44	19.1	5.4	5.1	5.7	10.5	18.6	25.2
45〜	1.0	0.3	0.2	0.2	0.3	0.6	0.6

普通出生率：総人口 1,000 人当たりの出生数
合計特殊出生率：1 人の女性が出産する子供の平均人数
（人口動態統計，政府統計より編集）

表Ⅲ-2　妊娠週別出生数（2008年）

出生総数	1,091,156	%
満22週未満	11	0
22～23週	426	0
24～27	2,387	0.2
28～31	5,063	0.5
32～35	23,345	2.1
36～39	669,071	61.3
満40週以上	390,406	35.8
不　　詳	447	
満28週未満	2,824	0.3
早期（満37週未満）	62,819	5.8
正常期（37～41）	1,023,484	93.8
過期（満42週以上）	4,406	0.4

不詳数を除いた比率
（人口動態統計，政府統計より編集）

　が生涯に出産する子供の平均人数で表わす合計特殊出生率が用いられ，この出生率も次第に減少する傾向があり，1975年には2.00を下回り（1.91），2008年には1.37に達している。出生数の減少とは逆に，高齢者の人口比は増加してきているので，少子高齢化が大きな社会問題になっている。

　出産する母親の年齢は14歳以下から50歳以上にわたっていて，多くは25～34歳であり，以前は25～29歳が多かったが，最近は30～34歳の方が多くなっていく傾向がある。35歳以上での高齢出産の比率は1990年に8.6％であったのが，2009年には22.5％に増加し，高齢での初産も1990年に1.7％に過ぎなかったものが，2009年には7.5％と徐々に増加してきている（人口動態統計，厚生労働省）。

　出産するまでの妊娠期間は22週未満から40週以上にわたっていて，最も多いのは36週から39週の間であり，正常期間とされている37～41週での出産が94％程を占めている（表Ⅲ-2）。妊娠期間が25週未満の場合，死児の出産（死産）の割合は期間が短いほど高くなっている。

　日本産科婦人科学会では妊娠期間を妊娠初期（妊娠15週まで），妊娠中期（妊娠16～27週），妊娠末期（妊娠28週以降）に分けている。アメリカの産科婦人科学会では妊娠14週まで，15～28週，29～42週をそれぞれ，第1，2，3の三半期（1st, 2nd, 3rd trimester）として分けている。分娩日の推定は受精から266日（38週）後，妊娠前の最終月経の第1日から280日（40週）後とされている。

　出生児の身長は46cm程から52cm程で，平均値は男児で49.1cm，女児は僅かに短く48cm

表Ⅲ-3 出生児の身長，体重（2008年）

	男		女	
出生児総数	559,513		531,643	
身長（cm）	出生児数	%	出生児数	%
～46	57,570	10.3	77,127	14.5
47	51,609	9.2	65,119	12.3
48	80,362	14.4	91,378	17.2
49	102,575	18.4	102,832	19.4
50	119,361	21.4	101,694	19.2
51	80,094	14.3	56,132	10.6
52～	66,679	11.9	36,283	6.8
不　詳	1,263		1,078	
平　均	49.1		48.6	

	男		女	
体重（kg）	出生児数	%	出生児数	%
～1.0	1,619	0.3	1,674	0.3
1.0～1.5	2,563	0.5	2,426	0.5
1.5～2.0	6,560	1.2	6,835	1.3
2.0～2.5	36,710	6.6	46,092	8.7
2.5～3.0	195,406	34.9	223,733	42.1
3.0～3.5	243,318	43.5	205,709	38.7
3.5～4.0	66,832	11.9	41,882	7.9
4.0～4.5	6,055	1.1	3,028	0.6
4.5～	339	0.1	151	0
不　詳	111		113	
1.0kg 以上	557,783	99.7	529,856	99.7
2.5kg 未満	47,452	8.5	57,027	10.7
平　均	3.05		2.96	

不詳数を除いた比率
（人口動態統計，政府統計より編集）

表Ⅲ-4 新生児，乳児の死亡率の30年間の変化

年		新生児		乳児	
	出生児数	死亡数	比率	死亡数	比率
1980	1,576,889	7,796	4.9	11,841	7.5
1990	1,221,585	3,179	2.6	5,616	4.6
2000	1,170,662	2,106	1.8	3,830	3.2
2008	1,091,156	1,331	1.2	2,798	2.6

死亡比率は出生児1,000に対する値
（人口動態統計，政府統計より編集）

である。体重は1kg以下から4.5kg以上と大きい幅があり，平均値は男3.05kg，女2.96kgである（表Ⅲ-3）。2.5kg未満は男児で8.5％，女児では10.7％を占め，2.5～3.5kgは男児で78.4％，女児で80.8％と多く，3.5kg以上は男児では13.1％であるが，女児では8.5％である。脂肪細胞から放出されるホルモン（レプチン leptin）は妊娠30週以後に次第に増加し，出産時の臍帯血中のレプチン濃度は新生児の体重と相関している。

　新生児（生後28日未満）および乳児（1歳未満）の死亡率は周産期医療の改善によって，数十年にわたって徐々に低下していて，1980年から2008年では出生1,000に対して新生児で4.9から1.2に，乳児で7.5から2.6に低下している（表Ⅲ-4）。

　死亡率は出生時の体重と関係していて，体重が1.5～2.0kgでは新生児で1％，乳児で2％程度であるが，体重が低いほど高くなり，1kg以下ではそれぞれ13％，18％程にもなる（表Ⅲ-5）。

表Ⅲ-5 新生児および乳児の体重と死亡数（2008年）

	出生児数	新生児 死亡数	新生児 死亡率	乳児 死亡数	乳児 死亡率
総数	1,091,156	1,302	1.19	2,606	2.39
出生児体重					
1.0kg未満	3,293	431	130.9	583	177.0
1.0〜1.5	4,989	134	26.9	217	43.5
1.5〜2.0	13,395	162	12.1	305	22.8
2.0〜2.5	82,802	185	2.2	383	4.6
2.5〜3.0	419,139	222	0.5	554	1.3
3.0〜3.5	449,027	114	0.3	338	0.8
3.5〜4.0	108,714	40	0.4	88	0.8
4.0〜4.5	9,083	2	0.2	3	0.3
4.5kg以上	490	2	4.1	3	6.1
不詳	224	10		132	

新生児：生後28日未満，乳児：1歳未満
死亡率：出生児1,000に対する比率（不慮の事故などによる死亡を除く）
（人口動態統計，政府統計より編集）

1. 分娩の開始

　子宮は，分娩が開始されるまでは胎児を維持するために子宮全体の同期した筋収縮が抑制されている。しかし，分娩が近づいてくると不規則であった収縮が次第に規則的になり，60秒程持続した有痛性の子宮収縮，いわゆる陣痛（labor, labor pain）が起こるようになってくる。同期した強い収縮は産道抵抗に逆らって胎児を娩出するために必要であるが，一方，子宮筋層内の血管を圧迫して胎盤の血流を減少させるので，胎児にとっては不利である。このため，分娩の過程では適当な収縮の強さ，持続時間および収縮間隔（弛緩の長さ）が組み合わされている。

　分娩の開始には次に述べるような数種のホルモンや液性調節因子（サイトカイン）が関与していることは明らかであるが，それらの作用機序や関与の程度に関して，特にヒトについてはまだ充分に解明されているとはいえない。恐らく分娩開始は母体と胎児両方の要素が複雑に関与している過程と考えられるが，それらの関与の程度について今後明らかにされていくことが期待される。

ⅰ）プロジェステロン（progesterone）およびエストロジェン（estrogen）

母体，胎児および羊水のプロジェステロンによって分娩の前まで子宮筋の興奮性が抑えられて胎児が保護されている。この濃度は分娩開始が始まる前に急に減少し，さらに，分娩が近づいてくるとプロジェステロンに対する子宮筋の感受性も低下してきて（プロジェステロン作用減退 progesterone withdrawal），興奮性が増してくる。これは2種類の受容体（PR-A，PR-B）の比率（PR-A/PR-B）が大きくなって，PR-B が関与している抑制効果が PR-A を介して抑えられることによる。プロジェステロンによる抑制作用が弱くなると，逆にエストロジェンによる興奮性やオキシトシンに対する感受性が増してくる。エストロジェンは子宮筋線維の肥大，収縮タンパク質の増加，筋線維間の電気的結合の強化などを介して子宮筋の収縮力を強めるような作用もあって，分娩の開始に重要な役割を担っているとされている。

分娩が始まる機序には胎盤からのプロジェステロン，ヒト絨毛性ゴナドトロピン（hCG）が胎児の下垂体，副腎皮質からのホルモン分泌を促進する過程が関与している可能性も考えられている。

ⅱ）オキシトシン（oxytocin）

視床下部（室傍核，視索上核）で産生され，脳下垂体後葉から分泌されるオキシトシンは子宮筋に対する強い収縮作用と，乳腺導管周囲の筋上皮細胞を収縮させて母乳の射乳を起こす作用をもっている。分娩初期では胎児由来のオキシトシンが母体へ移って子宮筋を刺激し，さらに子宮頸管からの求心性神経を介しての反射によって母体の下垂体からのオキシトシンの分泌が誘発される。胎児のオキシトシン分泌は胎児のストレス反応として誘発されると考えられている。妊娠末期になると脱落膜からもオキシトシンが分泌されるようになり，分娩開始前後にはこの分泌が増加する。さらに，分娩が近くなると子宮筋のオキシトシンに対する感受性が増し，脱落膜でのプロスタグランジン F_{2a}（prostaglandin F_{2a}, PGF_{2a}）の産生を促進して子宮筋の収縮や胎盤の剥離に働いているとされている。また，逆に PGF_{2a} が脱落膜でのオキシトシンとその受容体の産生を促進させるとの報告もある。しかし，このようなオキシトシンの分娩開始への関与については必ずしも重要でないとの報告もなされている。

ⅲ）プロスタグランジン（PG）

プロスタグランジンには3種類程が知られていて，羊膜では PGE_2，絨毛膜では PGE_2 と PGF_{2a}，脱落膜では PGF_{2a}，子宮筋では PGI_2 が主に産生されるとされている。羊水中の PGF_{2a} 濃度は妊娠第36週頃までは変化しないが，分娩開始前になると25倍ほどに急激に増加すると報告されている。妊娠が進むにつれて，羊膜や脱落膜の PGF_{2a} の受容体も増え，特に妊娠第30週あたりから PG に対する感受性が増してきて，分娩中に子宮頸の開口の程度が大きいほど，PGF_{2a} の濃度も高くなっている。これらの結果は子宮収縮作用をもつ PG が分娩に直接関与していることを示唆している。PG の合成は胎盤娩出中に盛んになり，胎盤の娩出

を容易にし，子宮収縮によって血管を圧迫して出血を抑えている。

iv）副腎皮質ホルモン（adrenocortical hormone）

胎児では妊娠第36週頃から副腎皮質ホルモンであるコルチゾル（cortisol）の濃度が増すようになり，分娩が近づくにつれて急に上昇し，分娩後に減少する。このコルチゾルの急上昇が $PGF_{2α}$ の産生を増して陣痛や分娩の発来に関係するという胎児・母体間の連携の可能性が示唆されている。さらに，コルチゾルは肺胞のⅡ型上皮細胞（大肺胞細胞）からのサーファクタント（surfactant 表面活性物質）の分泌を促進し，分娩時に肺からの羊水の排泄を助け，呼吸の開始に重要な役割を演じていて，肺や心臓の機能の維持にも関係していると考えられる。

胎児の肺で作られて，羊水中に含まれるサーファクタントと血小板活性化因子（platelet activating factor, PAF）は妊娠末期に増してきて，羊膜での PGE_2 の産生を増加させる。このPGが子宮筋に作用して炎症性の反応を起こすことが分娩に関与している可能性も示唆されている。

v）副腎皮質刺激ホルモン放出ホルモン（corticotropin-releasing hormone, CRH）

CRHは視床下部で産生され，下垂体前葉から副腎皮質刺激ホルモン（adrenocorticotropic hormone, ACTH）を分泌させる。CRHと類似した物質（ウロコルチン urocortin）は妊娠が進むにつれて胎盤からも分泌されるようになる。この分泌は妊娠最後の週および分娩時に増加し，ACTHやPGを産生して胎盤，脱落膜，子宮筋に影響を及ぼすパラクリン（傍分泌：生物活性物質による周囲の細胞への作用）としての作用によって分娩に関与していると考えられている。分娩中に増加した母体のCRH，ACTH，コルチゾルの血中濃度は分娩後4日程で減少する。

2. 分娩経過

分娩は第1期（開口期），第2期（娩出期），第3期（後産期）に分けられ，第1期では子宮頸管が開大し，規則的な子宮筋の収縮がみられるが，臨床では10分毎の陣痛周期（1時間6回の陣痛頻度）を分娩の開始としている。約60秒の陣痛発作は次第に強くなり，間隔が2～3分に短縮してくる。この第1期は初産婦で10～12時間，経産婦で4～6時間で，分娩末期には子宮内圧が高くなり，子宮頸管部を覆っている卵膜（羊膜と絨毛膜および被包脱落膜）が破れ，羊水の流出（破水）が起こる。この過程には卵膜の前二者における細胞のアポトーシスが関与しているとされている。

第2期では子宮口が最大に開き，最も強い陣痛となって娩出が始まり，胎児が娩出される。この期間の平均時間は初産婦で1～2時間，経産婦で30分～1時間である。胎児が娩出される

過程で，児頭は回旋しながら産道を下降していく。

　第3期では胎児に続いて胎盤および卵膜が娩出され，分娩の全過程が終わる。第3期の平均時間は10〜15分である。

　新生児は狭い産道を通り抜け，母体外へ出る。出産によって子宮内での胎盤からの酸素と栄養素の供給が停止し，母体の外へ出た瞬間，産声と共に空気を吸い込む肺呼吸が始まる。呼吸が始まるのは出産によって冷たい空気にさらされることが要因になっているとされている。この吸気によって動脈血の酸素分圧はかなり早く25 mmHgから100 mmHgへ上昇する。

　胎児循環では上大静脈と下大静脈から右心房へ入る静脈血の多くは右心室へ流れるが，一部は心房中隔に存在する卵円孔を通って左心房へ流れる。右心室から拍出される血液は肺循環が殆ど機能していないので，大部分は肺動脈の基部にある動脈管を通って大動脈弓へ流入する。出産後には肺循環が機能するようになるので，左心房の内圧が上昇するため卵円孔は次第に閉鎖してくる。動脈管は胎児期にはPGE$_2$によって開存が維持されているが，出産後1ヶ月ほどで閉鎖されてくる。

　臍動脈の末梢側（胎盤側）は出産数分後にO$_2$分圧の低下，機械的刺激，温度低下によって血管壁の平滑筋が収縮して閉じる。臍帯の動脈は多くの平滑筋と弾力線維を含むので，出産後，動脈は効率よく収縮して閉鎖するのに役立っている。その後，次第に線維化され，2〜3ヶ月後に正中臍索（median umbilical ligament）になる。これより心臓側の臍動脈と静脈管は，それぞれ肝円索（ligamentum teres hepatis）と静脈管索（ligamentum venosum）となる。臍動脈の大動脈側は内腸骨動脈（internal iliac artery）と上膀胱動脈（superior vesical artery）と変化して残る。

3. 胎盤剝離（placental separation）

　分娩（出産）に伴う胎盤の剝離では細胞のプログラム死（アポトーシス）が重要な役割を演じていて，この細胞死にはインドールアミン・ジオキシゲナーゼ（indoleamine 2,3-dioxygenase, IDO）が関与している可能性が考えられている。IDOは必須アミノ酸であるトリプトファンのピロール環を開いて分解するため，IDOはトリプトファンの濃度を下げ，その産物であるキヌレニン（kynurenine）を多量に放出する。この結果，細胞の増殖が停止し，細胞死が起こる。胎盤のIDO濃度は妊娠12週までは非常に低いが，18週から急に増加してくる。IDOは母体―胎児間あるいは感染に対する免疫機能にも関与していると考えられている。

4. 産褥 (puerperium)

　分娩が終了し，母体の内外性器が妊娠前の状態に回復し，乳房での乳汁分泌に伴う変化が見られる状態を産褥といい，この期間は 6〜8 週間である。この期間内に排卵周期がほぼ正常に戻り，月経が再開する。授乳している場合は産褥期の血中プロラクチン (prolactin) 濃度の減少が緩やかなので，プロラクチンや乳頭の吸乳刺激による神経反射を介して視床下部-下垂体機能が抑制されることによって排卵が抑制される（次節参照）。初回排卵までの期間は授乳しない場合は平均 45 ± 3.8（25〜72）日，授乳している場合は 189 ± 14.7（34〜256）日であったと報告されている。

　子宮筋は胎盤の娩出後も強い収縮によって子宮を縮小させ，この収縮で血管を圧迫し，胎盤剥離面からの出血を抑えている。分娩直後に 1,000g 程あった子宮の重量は 1 週間後に 500g，2 週間後に 300g となり，4 週間後には妊娠前の 60g 程度に戻る。子宮内膜は 3〜4 週間後に完全に再生される。

5. 哺乳 (授乳 lactation)

　乳腺はエストロジェン，成長ホルモン，副腎皮質ホルモンなどによって発育してくるが，妊娠中には胎盤から分泌されるエストロジェンによって視床下部を介して下垂体前葉から分泌されるプロラクチン，プロジェステロンや胎盤から分泌されるラクトゲン (placental lactogen 胎盤性催乳ホルモン) によって乳房組織の発育が促進される。しかし，プロラクチンの乳汁分泌作用はプロジェステロンによって抑えられ，さらにプロラクチンは視床下部に作用してドーパミンを分泌させ，このドーパミンが下垂体門脈系を経て下垂体前葉からのプロラクチンの放出を抑制するというネガティブフィードバック機構によっても妊娠中は血中プロラクチンの濃度は低く保たれている。分娩が近づいてくるとドーパミンの分泌が少なくなり，プロラクチンに対する視床下部のニューロンの感受性が低下するため血中プロラクチン濃度が上昇し，乳腺の活動が促進されるとされている。これらのドーパミンの関与はラットでの実験を基にして考えられている。

　妊娠中に胎盤から分泌されるプロジェステロンによって抑えられていた乳汁の分泌は，出産後に胎盤剥離によってプロジェステロンの濃度が低下するため，この抑制がなくなって始まってくる。形質転換成長因子 (transforming growth factor, TGF) もプロジェステロンと同じ抑制作用をもっていることが分かっているが，その働きについてはまだ充分には分かっていない。乳児による乳首の吸引（吸啜）で引き起こされる求心神経を介しての反射で下垂体後葉からオキシトシンが分泌され，この作用によって乳腺開口部周囲の筋上皮細胞（平滑筋類似細胞）

が収縮して射乳が引き起こされると同時に，プロラクチンの分泌も増加して乳汁の産生が促進される。分娩後24時間内の平均授乳回数は4.3 ± 2.5回，次の24時間では7.4 ± 3.9回に増加し，授乳回数と排便回数には相関関係がみられている。

初回の授乳は新生児の呼吸，心拍，体温などが安定してくる出産後数時間の睡眠後が好ましい。初期での母乳の分泌は少ないが，乳房の吸啜による刺激が乳汁分泌を促進する効果が期待される。通常，数日後には分泌が著しく増加してくる。吸啜後の乳汁の嚥下は反射的に行われ，新生児の喉頭の位置が高く，乳汁はその両側を流れて食道へ入るので，鼻呼吸しながら飲み込むことができる。出産後5ヶ月近くなると，喉頭が下がり，咽頭が広くなるが，嚥下時に反射的に喉頭蓋が気管を塞ぎ，呼吸が止まるようになってくる。

新生児の体重は生後数日の間に3〜8％程度減少した後に増加してくる。一般に，哺乳瓶による人工乳の摂取量の方が母親からの母乳よりも多いが，体重減少は人工栄養の場合には4〜8％，母乳の場合には3〜5％との報告がある。この減少の程度は新生児の発育状態や母乳あるいは人工乳の摂取量などで異なっている。体重は数日後からほぼ直線的に増加していき，生後4ヶ月頃には2倍程度に，1年後には3倍程度になる。

人乳は出産後6ヶ月までは最良の栄養補給源とされている。母乳だけで育てている割合（母乳率）は表Ⅲ-6Aに示すように，生後1ヶ月で1985年には50％程であったのが，2005年になると42％程へと減少傾向にあり，混合栄養（母乳と粉ミルク）は増加傾向にある。生後3ヶ月になると，母乳栄養の比率は1985年から20年間，ほぼ38％に留まっているが，混合栄養の比率は増加している。2005年における生後6ヶ月までの経過をみると，母乳栄養と混合栄養は次第に減少しているが，人工乳（後述）の比率は著しく増加している。

離乳は生後3〜5ヶ月に始まってくるが，1985年から10年ごとの変化をみると，離乳が遅くなっていく傾向がみられる。離乳は1995年では1歳半で殆ど終わっていたが，2005年では離乳が終わるのも遅くなっている傾向がみられる（表Ⅲ-6B）。母乳育児は乳児を胸に抱くという母子関係からも重視されている。

出産後4日までの初乳は黄色を帯び，タンパク質，ミネラルを多く含み，粘性が高い。その後次第に糖質（約6.9％），脂質（約3.5％）が多く含まれるようになり，4週以降は白っぽくなり成乳と呼ばれる。人工乳の主なエネルギー源は糖質（乳糖）および脂質で，必須脂肪酸（リノール酸，リノレイン酸，アラキドン酸）および脂溶性のビタミン（ビタミンA, E）を含んでいる。最近，人工乳の成分は母乳と大差がないようになってきている。必須脂肪酸からはdocosahexaenoic acid（DHA）やarachidonic acid（ARA）などの長鎖多価不飽和脂肪酸が合成され，これらはアレルギーや感染の予防，さらには脳の機能の発達に大切である。マーガリンなどに含まれているトランス脂肪酸は必須脂肪酸の代謝を阻害し，長鎖多価不飽和脂肪酸の産生を減少させ，さらに血漿中の低密度リポタンパク質（LDL）を増し，高密度リポタンパク質（HDL）を減少させる。妊婦の食事は母体の血液および乳児に与える乳に含まれる脂質に反映されるので，妊婦がトランス脂肪酸を過剰に摂取すると胎児や乳児の発育や健康に悪影響を及

表Ⅲ-6A 授乳（母乳，混合，人工栄養の比率）

	1ヶ月			3ヶ月		
授乳内容	母乳栄養	混合栄養	人工栄養	母乳栄養	混合栄養	人工栄養
1985年	49.5	41.4	9.1	39.5	32.0	28.5
1995年	46.2	45.9	7.9	38.1	34.8	27.1
2005年	42.4	52.5	5.1	38.0	41.0	21.0

混合栄養＝母乳と粉ミルク

2005年

授乳内容	母乳栄養	混合栄養	人工栄養
0ヶ月	48.6	48.0	3.5
1ヶ月	42.4	52.5	5.1
2ヶ月	41.4	45.7	12.8
3ヶ月	38.0	41.0	21.0
4ヶ月	36.8	32.5	30.7
5ヶ月	35.9	28.5	35.9
6ヶ月	34.7	25.9	39.4

表Ⅲ-6B 離乳

	離乳開始時期				離乳完了時期	
	1985年	1995年	2005年		1995年	2005年
3ヶ月未満	1.3	0.6	0.4	10ヶ月未満	4.1	2.0
3ヶ月	10.3	7.0	4.2	10～11ヶ月	15.6	8.0
4ヶ月	34.9	25.0	10.9	12ヶ月	60.8	47.9
5ヶ月	32.3	43.5	47.6	13～15ヶ月	11.7	22.4
6ヶ月	15.5	18.4	28.6	16～18ヶ月	6.7	15.5
7ヶ月	5.2	5.4	8.3	19ヶ月以降	1.0	4.2

(n = 2,596)　　　　　　　　　　　　(n = 1,958)

（厚生労働省乳幼児栄養調査 2005年）

ぼす可能性がある。

　新生児は母親から胎盤を介して抗体の免疫グロブリンG（immunoglobulin G, IgG）を得ているが，充分な濃度ではない。しかし，母乳中に含まれる免疫グロブリンA（IgA）およびグルコフェリン（glucoferrin）によって免疫的な補助がなされている。母乳に含まれる免疫グロブリンはIgAが主で，この濃度は分娩後数日が高く，1週間程で急に減少する。免疫グロブリンは分子量の大きいタンパク質の吸収における免疫反応に役立ち，特にIgAは粘膜における細菌などの処理に関わっている。グルコフェリンは乳腺で作られ，抗菌作用や，抗炎症作用をもっている。母乳に含まれているオリゴ糖（oligosaccharide：2～6の炭素を含む単糖類），特

にガラクトースとグルコースからなる乳糖（ラクトース lactose）はビフィズス菌の増殖を促して，腸内を良い環境に保つ役割がある．

　出産後暫くは排卵が起こらないが，これは妊娠中の性ホルモンによる卵巣に対する抑制が続くことと，その後，授乳によって視床下部からのゴナドトロピン放出ホルモン（GnRH＝黄体形成ホルモン放出ホルモン luteinizing hormone-releasing hormone, LHRH）が充分に分泌されず，下垂体前葉から分泌される黄体形成ホルモン（LH）の分泌も少ないことによる．排卵は授乳回数がかなり少なくなるまで抑制されていて，その後，排卵や月経が始まっても暫くは周期が不規則で，妊娠し難い状態が続くことになる．授乳による GnRH 分泌の抑制機序についてはまだ充分解明されていない．

Ⅳ　生後の発育

　ヒトは他の多くの動物と比べて非常に未熟な状態で生まれ，出生時には立つことも話すことも出来ず，かなり長い期間，親あるいは第三者による保護のもとに育てられることを必要とする，いわゆる「生理的早産」である。妊娠22週以後から生後1週間（新生児早期）の出産前後の期間は周産期と呼ばれている。出産後から28日未満までは新生児と呼び，1歳に満たない間は乳児と呼んでいる。その後，ヒトの一生は年齢[1]によって幼年期（1〜4歳），少年期（5〜14歳），青年期（15〜24歳），壮年期（25〜44歳），中年期（45〜64歳），高年期（65歳以上）と分けられている（厚生労働省）。しかし，これらの区別に厳密性はなく，通常，青年期を14，15歳から24，25歳とし，この前半の性的成熟や自我意識の高まる期間を思春期としている。近年では青年期を30〜35歳までとする傾向もある。

　住民基本台帳による2007年における0〜14歳の人口は17,302,784人で，総人口の13.62％を占め，この比率は年々少しずつ減少傾向にある。15〜64歳は82,351,921人（64.81％），65歳以上は27,411,460人（21.57％）で，高齢者の比率は年々増加傾向にある。

　身長が伸び，体重が増える速度は胎児期，乳児期で著しい。生後半年程は身長の伸びが速く，男女差が僅かに広がるが，1歳以降はほぼ一定の伸びになり，差も殆どなくなってくる。体重も1歳頃までの増加が著しいが，その後は増加速度が遅くなり，男女差も少なくなってくる（表Ⅳ-1）。

　少年期の中程までは身長，体重は共にほぼ直線的に増していくが，女性では8歳頃から，男性では少し遅れて10歳頃から成長が速まってくる（図Ⅳ-1）。

　このため，10歳前後の暫くの期間は女性の体格の方が僅かに大きくなる傾向がある。しかし，女性の方は12歳頃から成長が鈍ってくるが，男性の方は13〜15歳頃まで成長が維持されるので，女性よりも大きく成長する。最近30年程は日本人の身長はほぼ一定しているが，第二次大戦終結後から食糧事情が改善されるに伴って現在の身長へと伸びてきていて，身体の発育に栄養素の充分な摂取や食事内容が重要であることを示している（図Ⅳ-2）。

　いわゆる「おとな，成人」といわれるようになるには15〜20年を要し，身長，体重，筋力といった身体的発育および言語，記憶，判断などの精神的発育過程は複雑である。これらの発育には遺伝的要素と家庭や社会の環境的要素が関与し，相互に影響し合っているが，遺伝的要素が主な過程と，環境的要素が強く影響する過程とがある。なお，学習などの環境的要素は遺

---

1) 年齢は数え歳と満年齢で表わされるが，最近は通常満年齢が使われている。数え歳は元日を基準にしていて，生まれて最初の元日までを1歳，その後の元日毎に1歳ずつ加えていく。満年齢は誕生日を基準にしていて，最初の誕生日で1歳になり，その後の誕生日毎に1歳ずつ加えていく。

表IV-1　6歳までの身長, 体重の増加（平均値）

	身長（cm）				体重（kg）			
年　齢	男	伸び率（％）	女	伸び率（％）	男	増加率（％）	女	増加率（％）
出生時	49.0		48.5		3.00		2.95	
1〜2ヶ月	56.2	14.7	54.8	13.0	4.9	63.3	4.6	55.9
5〜6ヶ月	67.0	36.7	65.4	34.8	7.8	160.0	7.2	144.1
11〜12ヶ月	74.4	51.8	72.7	49.9	9.3	210.0	8.7	194.9
1歳半	80.2	63.7	79.1	63.1	10.4	246.7	9.8	232.2
2歳	85.8	75.1	84.4	74.0	11.4	280.0	11.0	272.9
2歳半〜3歳	91.0	85.7	89.9	85.4	13.0	333.3	12.5	323.7
3歳半〜4歳	98.2	100.4	97.4	100.8	14.9	396.7	14.5	391.5
4歳半〜5歳	104.9	114.1	104.3	115.1	16.9	463.3	16.5	459.3
5歳半〜6歳	111.4	127.3	110.8	128.5	18.9	530.0	18.6	530.5

伸び率, 増加率は出生時を基準とした値
産科を有する136病院での10,021人を対象とした調査（厚生労働省, 2000年）

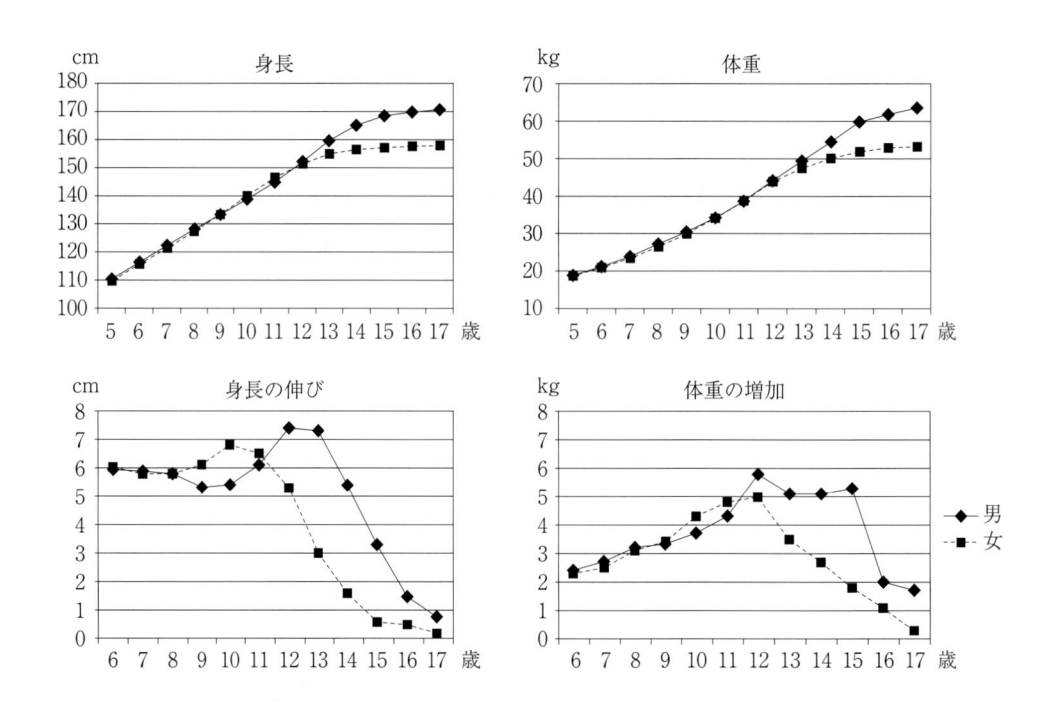

図IV-1　6〜17歳の身長, 体重の増加
（学校保健統計調査, 2007年）

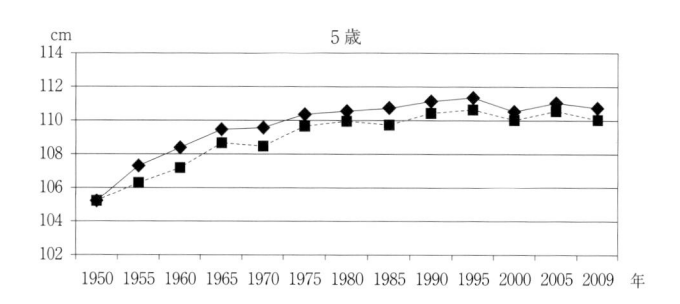

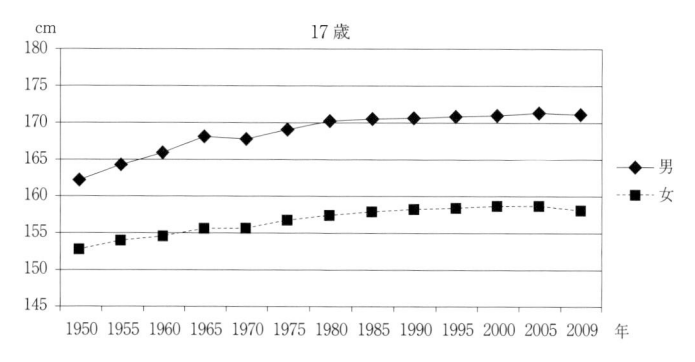

図Ⅳ-2 1950年以降の身長の伸び
（学校保健統計調査，2010年）

伝的要素による発育の適当な時期に強い影響が現われるので，学習をあまり早期に始めたり，あるいはあまり遅く始めたりするとその効果が充分に現われない場合が多いとされている。

1. 発育の過程

ⅰ）新生児期

厚生労働省の分類と違って，一般的には12歳までの発育過程を新生児期，乳児期，幼児期，児童期と分けている。新生児期は通常生後約1ヶ月までであるが，衛生統計では生後4週目までの期間とし，生後1週間以内を新生児早期，その後を新生児後期に分けている。新生児期は子宮内から子宮外への非常に大きい環境の変化に対応して，呼吸器による酸素の摂取および二酸化炭素（炭酸ガス）の排出，肺呼吸に伴う循環器（特に心臓）の変化，消化器による栄養素の摂取，体温の調節機能などによって胎外での生活に適応していく時期である。

ⅱ）乳児期

新生児期を含めた生後1年までで，母親の適切な世話を必要とする。2006年における乳児死亡率（年間の出生数1,000当たりの死亡率）は2.864である（人口動態統計，厚生労働省）。

次のような行動が始まってくる時期とほぼ全員が出来るようになるまでの時期は，首の据わりで生後2，3〜7，8ヶ月，はいはいで3，4〜10，11ヶ月，一人座りで4，5〜11，12ヶ月，つかまり立ちは5，6〜11，12ヶ月頃である。乳児期の終わりに近づくとある程度言葉を発するようになり，笑い，怒り，悲しみなどの情緒反応が次第に明確になってくる。この頃には身長が出生時の約1.5倍，体重は約3倍になる。この時期では腎臓による体液量の調節機能がまだ充分に発達していないため脱水に陥り易い傾向がみられる。

ⅲ）幼児期

1歳から6歳までが幼児期で，15ヶ月頃には一人で歩けるようになり，2歳頃には安定した歩行ができるようになる。走る，飛び跳ねるといった運動能力も発達し，3歳頃にはかなり複雑な協調運動が出来るようになる。6歳頃には脳重量は成人の90％程にもなり，食事，排便，着衣などの生活習慣が身に着き，友人との交流も始まり，社会性を帯びてくる。この頃には自分を抑え，社会に適応出来るような親の"しつけ"が大切である。

ⅳ）児童（学童）期

6歳から12歳までで，知識が広まって，客観的，合理的な考え方が身に着くようになり，社会的に適応出来るようになってくる。いろいろな事を企画し，それを達成する喜びを感じるといった，精神的な充実感を持てるようにすることが大切な時期である。

2．発育の特徴

(1) 発育の順序：生後の発育には自然に備わった順序があり，初期には手足を伸ばすような全身的な不規則な運動がみられ，視覚，聴覚，皮膚感覚などの刺激にある程度の反射的反応がみられる。筋の緊張や収縮力は次第に頭部から下肢の方向に強くなり，運動機能も日を追って肩から腕，手首，指先へと中心から末梢の方向へ良くなっていく。

(2) 発育の速度および連続性：発育の速度は時期によってかなりの差があるが，連続性は保たれている。言語の発達は幼児期に著しいが，記憶や推測などの能力は青年期で急速に充実してくる。

(3) 発育の臨界期：発育は遺伝的要素と環境的要素とに依存していて，遺伝因子を基にした発育が外界からの影響を受けながら変化していく。このため，適当な発育段階で適当な環境条件が与えられることが重要である。例えば，視覚では生後初期における光刺激が視機能の発育に非常に大きい影響を及ぼすことがネコを用いた実験で示されている。

(4) 発育の分化と統合：体全体の不器用な運動から細かい器用な運動が可能になり，手足の運動や腕と指の運動に協調性が現われ，統合された運動が出来るように発達してくる。同様

に，言語や思考においても未分化から分化へ，さらに統合された内容に変化していく発達過程がみられる。

(5) 発育の関連性：精神的な発育には親子，友人，教師，異性との接触によってかなりの影響を受ける。身体の発育と精神的発育との間にはある程度の相関がみられる。

3. 新生児期の代謝

　初期の発育はかなり速く，体重は生後4～5ヶ月で出生時の倍以上になる。このため，充分な栄養補給が必要であり，1日に体重1kg当たり100～120kcalの栄養摂取で約30gの体重が増加していく。栄養の成分としては通常，糖質と脂質がそれぞれ約45％を，残りの約10％をタンパク質が占めている。5ヶ月以降は体重増加の速度が次第に低下し，満1歳で出生時の体重の約3倍になる。身長は体重よりも一定の速さで伸び，1歳で出生時の約1.5倍となり，その後も成長を続けるが，その成長率は年齢と共に次第に減少していく。

　母乳にはグルコースとガラクトースからなる二糖類である乳糖（lactose）が多く含まれ，小腸粘膜の上皮細胞に存在するラクターゼ（lactase）で単糖類に分解されて吸収される。ラクターゼの活性は出生後に乳汁の摂取によって高まってくる。離乳後に乳糖の摂取量が非常に少なくなるとこの酵素の活性は次第に低下し，成人では生後の5～10％程になって，牛乳を飲めなくなる場合もある。生後2～3ヶ月までは糖の分解酵素の膵アミラーゼの活性が低く，多糖類（澱粉など）の消化，吸収は不充分である。

　タンパク質は生体を構成し，代謝の制御に与かる非常に重要な物質で，20種程のアミノ酸から遺伝子の情報に基づいて必要に応じて合成されている。これらのアミノ酸は体内で産生され得るもの（11種）と，体外から摂取しなければならないもの（必須アミノ酸 essential amino acid）とがある。通常，必須アミノ酸はトリプトファン，トレオニン，リシン，バリン，メチオニン，ロイシン，フェニルアラニン，イソロイシン，ヒスチジンの9種とされている。ヒスチジンは体内で合成され得るが，急速に発育していく幼児期には体外から補充する必要があるので，必須アミノ酸に含まれている。アルギニンは非必須アミノ酸に分類されているが，乳児，幼児では不足し易いので準必須アミノ酸とされている。同様に，システイン，チロシンも準必須アミノ酸とされる場合もある。

　リノレイン酸（linolenate）およびリノール酸（linoleate）などの不飽和脂肪酸は特に神経系の発育に必要とされている。脂質は胆汁に含まれる胆汁酸でミセル化され膵リパーゼで分解されて吸収されるが，生後暫くは胆汁酸の量が少なくリパーゼの活性も低いので，脂質の消化の効率は低い。これらは次第に改善されて，生後6ヶ月以降は成人と同程度になってくる。

　胎児の代謝は胎盤の循環系を介して母体に強く依存していて，例えば，寿命のきた赤血球の処理で生じるビリルビンは肝臓への取り込みやグルクロン酸との抱合過程が不充分で，直接ビ

リルビンに変わることなく，間接ビリルビンの濃度が高く保たれるため母体への移行によって効率良く処理されている．しかし，出産後は肝臓の機能が高まり，間接ビリルビンを直接ビリルビンに変えて消化管へ排泄するようになる．赤血球のヘモグロビンから生じる遊離状態のビリルビンは間接ビリルビン（検出用のジアゾ試薬と反応させるためにはアルコール処理が必要）と呼ばれるが，肝臓でグルクロン酸と抱合して胆汁に含まれて腸管に排泄されるのは，水溶性でジアゾ試薬と直接反応するので直接ビリルビンと呼ばれるようになる．

　出産後の新生児の体内水分量は70％程度であるが，次第に減少し，3〜5歳で成人と同じ程度の55〜60％になる．生後数日間は水分の不感蒸散（insensible perspiration 発汗によらない水分の蒸発）や尿の排泄により水分を失い，3〜8％程度体重が減少する傾向がみられる．不感蒸散が多いのは皮膚の角質の発達が充分でないのと体重当たりの表面積が大きいことによるが，生後4〜5日後には皮膚の発育によって不感蒸散が少なくなってくる．

4. 体　　温

　体温は代謝との関連で重要であって，生命の維持のためには適当な範囲に保たれる必要がある．このため体温を調節する機構が備わっていて，体温が低下すれば代謝を亢進して熱の発生を高め，体温が上昇すれば皮膚の血液循環を増したり，発汗によって放熱を促進する．しかし，これらの調節機構の活動が不充分である新生児では衣類や環境温度を調節して保育することが大切である．新生児は1枚の衣服に1枚の毛布を掛けた状態で，環境温度を25〜26℃程度，湿度を40％以上に保つのが一般的である．

　幼児での代謝による熱産生の特徴の一つは褐色脂肪組織（brown adipose tissue）の存在である．この組織は頸部，肩甲骨，腎臓周囲などに存在し，この脂肪細胞は通常の白色脂肪細胞よりミトコンドリアを多く含み，組織には毛細血管が多く存在している．体温が下がると交感神経からのノルアドレナリンによって血流が増え，脂質から変換されたグルコースの代謝が促進されて熱産生が増加する．ミトコンドリアの膜では水素イオンの濃度差を利用してATPを合成しているが，この膜に存在する脱共役タンパク質（uncoupling protein，サーモジェニン thermogenin）はATPを合成せずに熱を発生させる働きがある．このタンパク質はノルアドレナリン，甲状腺ホルモン，あるいは寒さによって活性化される．

5. 出産後の心肺機能の変化

　「Ⅱ　胎児の発育」で述べたように，胎児では肺呼吸を行わないので，肺には僅かな血液しか流れていない．体循環から右心房へ帰ってきた血液の一部は心房中隔に存在する卵円孔を

通って左心房へ流れ，左心室へ入って体循環に廻る。右心房から右心室へ入った血液は右心室から肺の方向へ向かうが，大部分は動脈管（ボタロー管）を経て大動脈弓へ入り，左心室から拍出される血液に合流する（図Ⅱ-2：胎児の循環）。

　出産によって胎盤循環が停止し，呼吸が開始されることによって胎児の循環に著しい変化が起こってくる。呼吸によって肺胞が開いて肺の循環抵抗が減少すると共に，動脈管壁の平滑筋が収縮する結果，肺循環が急速に増加し，左心房の内圧が上昇する。逆に，右心房の内圧は胎盤循環が停止することによって低下し，左右の心房間の一次中隔と二次中隔の接触が強くなり，卵円孔が機能的に塞がれ，その後，次第に卵円孔は閉じてしまう。

　肺動脈と大動脈を結ぶ動脈管は管壁の平滑筋が収縮することによって生後10～15時間で閉じてくるが，完全な閉鎖には1～3ヶ月を要し，動脈管索（ligamentum arteriosum）となっていく。動脈管はプロスタグランジンE_2によって開いた状態が維持されているが，分娩の前後では一時的に酸素の供給が不足するため副腎皮質ホルモンが多量に放出される結果，プロスタグランジンの生合成が抑制されて放出されなくなるので，動脈管の平滑筋が収縮することによって閉じてくる。これ以外に，分娩直後から肺呼吸が開始する結果，血中の酸素濃度が急に上昇することも平滑筋収縮を起こして動脈管の閉鎖に促進的に働く。さらに，出産後に呼吸が開始して肺胞が膨らむことで放出されるブラジキニン（bradykinin）によっても動脈管は収縮する。

　新生児ではまだ心筋の収縮力が弱いので，1分間の心拍出量を増すには1回の拍出量の増加ではなく，主に心拍数の増加で対応している。

　分娩時に子宮収縮によって子宮内圧が高くなると胎盤の血流が抑えられ，ガス交換が殆ど停止する。このため，胎児は一時的に低酸素状態になり，pHの低下（アシドーシス）に傾く。出産時に産道で圧迫されて肺水が排泄され，産道から娩出されると胸部が膨らんで空気が流入すると共に，出産時の胎児の酸素分圧の低下，炭酸ガス分圧の上昇，アシドーシス，皮膚への刺激などによって呼吸中枢の興奮性が高まり，第一啼泣（産声）に続いて自発呼吸が引き起こされる。第一啼泣では呼気時に声門が閉じて気道内が陽圧になるため，肺内の空気が肺の末梢へ入り込み，残っていた肺水の吸収が進んでいく。出産後，自発呼吸の開始と共に，低酸素状態は急速に回復する。

　肺胞はサーファクタント（界面活性物質）の存在によって表面張力が低く保たれ，肺胞の膨らみが維持される。肺胞数は出生時に2,400万程であるが，その後，肺胞数は1歳頃に5倍，10歳頃に10倍以上に増加し，成人とほぼ同じ数の3億程に達する。ガス交換の有効面積も出生時に2.8m^2程であったのが，1歳頃に12m^2，10歳頃に30m^2程になるが，その後，更に70m^2程度まで増加する。エネルギー代謝は体表面積と相関しているが，単位体表面積あたりのガス交換の面積比は1歳時には13倍程度で，10歳時には27.1倍に増加してくるが，40倍程度の成人に比べると，代謝が盛んな時期にもかかわらずガス交換面積は相対的に狭い。

6. 血　液

「II　胎児の発育」で述べたように，胎児の血液の酸素濃度は低いにもかかわらず，酸素飽和度の低い胎児ヘモグロビン（HbF）によって酸素の供給が効率良く行われている。しかし，生後に肺呼吸が始まって血液の酸素濃度が高まると，酸素解離が悪くて酸素供給の効率が低いHbFは数ヶ月の間に次第に成人ヘモグロビン（HbA）に置き換えられていく。

血液の凝固にはビタミンK依存性の凝固因子（II, VII, IX, X因子）が重要な働きをしている。大部分のビタミンKは腸内の常在細菌によって産生されたものを吸収して利用しているので，腸内菌が充分に常在するようになるまでは母体から出産前に補給され，肝臓に蓄えられていたビタミンに依存している。しかし，その量は少なく，4〜5日で欠乏してくる。母乳中のビタミンK量は少ないので，通常，出生日，1週後，1ヶ月後にビタミンK（1〜2mg）が経口で与えられている。

7. 腎臓機能

出生時の腎血流量は心拍出量の4〜6％程度であるが，1週間後には血管抵抗の減少によって8〜10％程度に増加してくる。生後24時間程度は分娩時のストレスの影響などもあって，下垂体後葉から抗利尿ホルモン（ADH, バゾプレッシン）の分泌が多いため，腎臓の尿細管での水の再吸収が多く，尿量が少ない。しかし，2〜3日後には水の再吸収が少なくなって，尿量が増えてくる。生後4〜5日は糸球体の濾過に比べて，尿細管におけるNaの再吸収が少ないため，低Na血症になり易い傾向がある。

8. 内分泌系

ⅰ）成長ホルモン（GH）

GHは脳下垂体前葉の成長ホルモン分泌細胞（somatotroph）から分泌され，細胞および個体の成長，糖およびタンパク質の代謝促進，体液の電解質濃度の調節に関与している。GHの分泌は視床下部の成長ホルモン放出ホルモン（GRH）および胃から分泌されるグレリン（ghrelin）で促進され，ソマトスタチン（somatostatin）で抑制される。GRHは脳下垂体に作用してGHを分泌し，視床下部に作用して睡眠中にみられるノンレム睡眠（脳波で徐波がみられる睡眠）を起こすとされている。GHはノンレム睡眠時に多く分泌されるので，睡眠と成長が相関していると説明されている。

ii ）甲状腺

　血中の甲状腺ホルモンの T_4 濃度は出産直後に環境が大きく変化するため甲状腺刺激ホルモン（TSH）の影響で急激に高まるが，数日後次第に減少し，4週後頃に最低になり，約1ヶ月後には少し回復して安定する。甲状腺ホルモンは出産後の殆ど総ての臓器の発育に非常に重要である。甲状腺ホルモンの分泌は発育や代謝速度と関係していて，20歳頃までは増加し，その後歳を取るにつれて比較的ゆるやかに減少していく。

iii ）膵島（ランゲルハンス島），副甲状腺（上皮小体）

　新生児は母体からのグルコースやカルシウムの補給が止まった後，自身で膵島ホルモン（インスリン，グルカゴン）によって血糖（グルコース濃度）を調節し，上皮小体ホルモン（PTH），甲状腺C細胞からのカルシトニンによってCaの血中濃度を適当に保つように対応しなければならない。出生後はこれらの対応が適切に出来るようになるまで，低血糖や低カルシウムに陥る傾向がある。

9. 中枢神経系

　中枢神経を含んでいる頭部は躯幹や四肢よりも早期に発育し，出産時での頭部は体長の約1/4を占めている。脳の重さは出生時に約400 g で，生後6ヶ月で2倍，3歳で3倍程度になって成人に近づき，4～5歳以降では増加速度が遅くなり，16歳頃には成人とほぼ同じ1,300～1,400 g に達する。

　脳のニューロンの数は正確な測定の難しさもあり，ニューロンとグリア細胞の明確な区別がなされていない場合もあり，推定されている数にはかなりの差がみられる。ニューロンの数は分裂によって増加する一方，アポトーシス（「Ⅰ　胚子の発生」参照）によってもかなり減少し，この差によって決まってくるが，脳の機能はニューロン間の情報伝達に強く依存しているので，数よりもむしろ軸索の伸び，樹状突起の数の増加，シナプス（接合部）における興奮伝達などによるニューロンの回路網の働きを重視すべきである。脳のニューロンの数は発育の段階で最大に達し，その後次第に減少するとされているが，最大数になる時期については必ずしも明確でない。新生児の脳のニューロンが一生の中で最も多く，230億程度で，その後次第に減少して10歳頃には130億程に達し，その後，減少の程度は非常に少なくなるという報告や，生後3ヶ月頃まで大きく増加するが，少なくとも6歳頃までは大脳の表面積の増加と共にニューロンの数も増加し，その後の増加率はかなり低くなるという報告もなされている。視床の背内側核（辺縁系と前頭前野を中継するヒトで良く発達した中継核）でのニューロンの数は新生児では1,120万であるが，成人では643万で41％も少なくなり，逆にニューロンの活動を助ける機能をもつグリア細胞の数は新生児では1,060万で，成人では3,630万に増加すると

いう研究結果が最近報告されている。

　脳を含め神経系の機能は，ニューロン間のシナプスやニューロン周囲のグリア細胞が増加して発達していく。前頭前野の神経細胞は3歳までに大きく成長し，その後比較的緩やかに発達したあと，10歳前後から再び急速に成長を始める。胎児期から思春期まで神経線維（軸索）の髄鞘化が延髄，小脳，大脳，新皮質の順に進んでいき，3歳頃で髄鞘化が80％程度に達する。この髄鞘化は脳の機能の発達と関係していると考えられる。

　新生児の脳ではニューロンの数は多いが，まだニューロン間の情報伝達の機能が不充分である。その後，数多くのニューロン間でそれぞれの活動の程度に応じながら競争し合って神経回路網が形成され，次第にニューロン集団の機能が発達するにつれて，16歳頃までに複雑な種々の脳機能が発達してくる。活動しなかったり，非常に弱かったりしたニューロンはアポトーシスによって処理される。つまり，ニューロン間のシナプスを介した回路網の活動が神経系の発達に密接に関わり，神経系は活動に応じてシナプスの再構築が行われるという可塑性（plasticity）をもっている。

　いろいろの刺激が感覚器に加えられると，神経回路によって刺激に応じた反射活動が引き起こされる。この反射活動が繰り返されることによって神経回路がより効果的に働くようになり，体性神経系を介した運動能力が複雑化し，周りの環境にうまく適応出来るようになっていく。これらの反射活動を基本にして，より高位の神経系の発達に応じて意識を伴った（意図的な）活動も充実していき，学習によって知能などの高度の精神活動が備わってくる。

　生後約8ヶ月頃になると人見知りが始まり，人の顔の判別が出来るようになってくる。言語能力が総合的に著しく発達するのは小学校低学年頃で，思考力，表現力が増し，使用できる単語の数が増え，母国語の基礎が確立する。

　成人の脳でも分裂して数を増し得るニューロンが存在することが明らかになっているが，記憶に重要な役割を演じている海馬の歯状回（dentate gyrus）でも一生にわたって分裂するニューロン（神経幹細胞）が存在していて，新しく生じたニューロンがシナプスを介して神経回路網に組み込まれるという可塑性が，学習や記憶に関与している可能性が示唆されている。

10. 睡　　眠

　小児の脳の発達には，刺激を受け取る昼間に脳が充分覚醒していることが重要である。「Ⅱ 胎児の発育　13. 神経系」で述べたように，発生第20週を過ぎた頃に眼を開く覚醒と思われる状態が見られるようになり，第24～28週頃になると胎動を伴って，呼吸，心拍数が不規則に変動する睡眠（いわゆるレム睡眠に相当）が現われてくる。この睡眠時には脳血流が増加し，脳の発育と関連している可能性が考えられている。乳児期の睡眠覚醒のリズムは生後1ヶ月程までは不規則で，2～3時間程度の周期で目を覚まして母乳を飲む。初産の33例について

表Ⅳ-2 年齢と睡眠時間

	睡眠時間	ノンレム睡眠	レム睡眠	レム睡眠（％）
1〜15日	16時間	8時間	8時間	50
3〜5ヶ月	14	8.4	5.6	40
6〜23ヶ月	13	9.1	3.9	30
2〜3歳	12	9.0	3.0	25
3〜5歳	11	8.8	2.2	20
5〜9歳	10.5	8.6	1.9	18.1
10〜13歳	10	8.1	1.9	19
14〜18歳	8.5	6.8	1.7	20
19〜30歳	7.75	6.05	1.7	21.9
33〜45歳	7	5.7	1.3	18.6
50〜70歳	6	5.1	0.9	15
70〜85歳	5.75	4.95	0.8	13.9

レム睡眠（％）の項は睡眠時間に占める割合
(Roffwarg, H.P., et al., Science 152：604-19, 1966 より編集)

調べたところ，乳児の1日の総睡眠時間は母乳を直接飲ませた方が人工乳を哺乳瓶で飲ませた場合より短いが，母親の睡眠時間は長かった。生後4週での1日の総睡眠時間は平均14時間程度で，母乳を与えられ，母親と添い寝をした場合の睡眠時間が長いとの報告がある。

「Ⅱ 胎児の発育」の「睡眠」の項で述べたように，睡眠にはメラトニンが関わっている。生後3ヶ月頃には成長ホルモンや睡眠に影響を与えるメラトニンが昼夜のリズム（サーカディアンリズム，およそ1日の長さでの周期）と関連して松果体から分泌されるようになり，夜間の睡眠が長くなり，睡眠のパターンが安定してくる。このリズムは視床下部の視交叉上核の活動によって松果体でのメラトニンの産生と分泌が制御されることによって生じるとされている。網膜への光刺激は視神経を介して松果体へ伝えられ，メラトニンの産生と分泌を制御しているので，メラトニンの分泌は昼間に少なく，夜間に多くなる。このようなリズムは血圧や体温などの自律神経系の活動の変動を伴っている。母乳にはメラトニンが含まれているので，母乳栄養児は人工栄養児よりも夜間の血中メラトニン濃度が高く，睡眠リズムが作られ易い傾向がある。血清のメラトニン濃度は最高値を示す朝9時での値（pg/mℓ）は1.5〜6歳で60.8，6〜8歳で35.5，8〜13歳で25.3，13〜15歳で31.1という測定結果が得られている。

表Ⅳ-2に年齢に伴う睡眠時間の変化を示している。睡眠にはかなりの個体差がみられるが，年齢に伴って睡眠時間は次第に短くなっていく。特にレム睡眠の時間の方が短くなっていく。

生後7ヶ月頃には昼寝が午前と午後の各1回程に，1歳3ヶ月頃には午後1回程になり，4〜5歳を過ぎる頃から次第に昼寝をしなくなってくる。睡眠は中枢のリズムを基にしたサー

カディアンリズムとして現われるが，日中の活動（代謝）の影響を受け，消費したエネルギーの補給や身体や中枢神経系の回復過程としても重要である。10歳以上の約20万人を対象とした調査では昼寝を含む睡眠時間の平均は7時間42分の結果が得られている（総務省，2006年）。

11. 感覚機能

ⅰ）視覚

胎児では妊娠6ヶ月頃から母体の腹壁を介して強い光刺激をあたえると心拍数が増加するので，光を感じ得るとされ，7ヶ月頃になると光に対する瞬目反応が現われてくる。新生児では縞模様を認識する能力があり，出生後の視力は凡そ0.02～0.05とされ，6ヶ月で0.1程度，3歳頃に1.0に達する。生後1～2ヶ月を過ぎると動く物体に焦点を合わせて眼球を動かすようになる。3ヶ月以降になると母親を見たりして感情を表わせるようになる。5～6ヶ月を過ぎると視覚と運動機能が結びついて，見える物を取ろうとする動作が起こるようになる。

子猫を用いた有名な実験（Hubel DH, Wiesel TN, 1972）によれば，生後すぐに眼瞼を縫合して視覚刺激を遮ると，数ヶ月後に眼瞼を開いて視覚刺激を始めても外界を認識する機能を失っていて，回復がみられなかった。脳の視覚野を含め，脳の感覚野の正常の発達には生後の初期の「臨界期」あるいは「感受性期」に適当な刺激を与えることが重要で，中枢神経の機能的な働きの確立には発育の一定の時期に適当な刺激によって引き起こされるニューロンの回路網の活動が必要であると考えられている。ヒトの後頭葉の視覚皮質でのシナプスは生後2～4ヶ月で最も密度が高くなり，その後は10歳頃までに半分程度まで減少するとされている。

ⅱ）聴力

感覚中枢では聴覚の発達が非常に早く，発生第20～21週頃には聴覚の神経経路が形成され，第24週には内耳の聴覚器官もほぼ完成する。第26週には音に対して心拍や胎動が増加することが報告されていて，羊水の中でも母親の声や心拍，あるいは子宮動脈の血流などの低周波の音を聞きながら育っていると考えられる。しかし，音を聞き分け，音源の方向が分かるようになるのは生後5～6ヶ月とされている。

ⅲ）味覚，嗅覚

味覚も嗅覚も出生時からかなり発達している。しかし，味覚では甘，酸，苦味の基本味に比較して塩味に対する弁別能力は低く，嗅覚では不快な匂いに対する反応は弱い。これらはかなり遅く発達してくる。

12. 運動機能

「Ⅱ　胎児の発育」で述べたように，胎児は中枢神経が充分に発達する前の妊娠9週頃から動き始め，母親は4～5ヶ月頃から胎動を感じるようになる。妊娠13～14週頃には口の動きや嚥下運動が始まり，続いて胸郭の呼吸様運動も始まってくる。

　新生児では中枢神経の発育の程度に応じて，次のような原始的反射運動（primitive reflex）といわれる動きがみられる。これにはモロー反射（Moro reflex 頭を少し持ち上げて落としたり，ベッドを強く叩いた時の，両手を前に出して抱きつくような動き），ガラント反射（Galant reflex 腹位にして持ち，脊柱の横を頭の方からお尻の方へこすった時の刺激側への体の屈曲），バビンスキー反射（Babinski reflex 足底を踵から指先へこすった時の親指の足背への屈曲），吸啜反射（sucking reflex 乳首を吸う反射），把握反射（grasping reflex 物を摑もうとするような反射）などが含まれる。神経反射路の発育が進むにつれて，モロー反射やガラント反射は3～4ヶ月から弱くなり，6～7ヶ月頃には消失し，バビンスキー反射も2歳頃には消失する。

V 思春期 (puberty)

　女性では 8〜9 歳，男性では 10〜11 歳から 20 歳頃までの間に身体の発育が進み，乳房や陰毛の発育などの第二次性徴が現われ，月経 (menstruation) の開始 (初経 menarche，初潮ともいう) を含めて，性機能が成熟する時期を思春期といっている。厚生労働省では 5〜14 歳を少年期 (juvenescent period)，15〜24 歳を青年期 (adolescence) としているが，思春期は少年期の後半から青年期と重なっている。

　この時期になると自意識が高まり，思考が充実してきて，価値観や判断力が身に着き，人生に目的を持てるようになってくる。しかし，一方，精神的に不安定になり易い時期でもある。このことは，脳細胞の総数は 2 歳頃に既にほぼ最大に達し，その後あまり大きい変化はないが，ニューロンの細胞体の大きさやその情報伝達機能が思春期になって促進されることと関連していると考えられる。さらに，性機能の成熟には性ホルモン系の関与が重要である。

1. 内分泌系の変化

　新生児までは血中に下垂体から分泌される黄体形成ホルモン (LH) と卵胞刺激ホルモン (FSH) が検出されるが，次第に減少し，3〜6ヶ月後には検出されなくなる。思春期になると視床下部の神経分泌細胞からゴナドトロピン放出ホルモン (GnRH) が睡眠時，特に徐波睡眠相の熟睡時に分泌され始め，次第に睡眠と関係なく分泌されるようになってくる。

　女性では思春期が近づいてくると GnRH の分泌が促進されると共に，分泌に約 28 日の周期性 (性周期) が現われ，下垂体前葉からの FSH および LH の分泌も増加し，卵巣からの排卵，子宮内膜の変化による月経が始まってくる。月経の開始は通常 10〜14 歳で，初経から 1〜2 年間は LH の分泌が充分でないため排卵を伴わない無排卵性月経 (anovulatory menstruation) のことが多い。

　男性のテストステロンよりも女性のエストロジェンの分泌の増加の方が早く始まってくるが，10〜11 歳になると男性のテストステロンの分泌が著しく増して，成長ホルモン (GH) の分泌も促進される。

　身体の発育は主に GH，インスリン，インスリン様成長因子 (IGF) を介して成長が促進され，主に GnRH，LH，FSH を介して性の成熟が起こる。これらの中でも GH の影響が大きいとされている。性ホルモンの濃度が増してくると，GH の分泌が多くなり，さらに GH‐IGF 系が活性化されてタンパク質の合成が促進される。さらに，GH と性ホルモンとの相互作用に

よって骨や筋肉における同化作用（anabolism）が制御され，男女それぞれの体形が形成されてくる。

2. 体形の変化

「Ⅳ 生後の発育」で述べたように，8歳頃から男性よりも女性の成長がやや速くなる傾向はあるが，12, 13歳頃までは身長も体重も男女差はさほど大きくない。しかし，12歳頃から女性の成長速度が遅くなって，次第に男性の方が身長も高く，体重も重くなる。これらの体形は17～22歳頃にほぼ定常に達する（図Ⅳ-1）。身長の伸びにはGH，IGF，性ホルモンなどが関与しているが，摂取する栄養素（カロリー）もかなり影響を与える。女性は男性に比べて身長はあまり伸びないが，体脂肪量の増加は多い傾向がある。

図Ⅳ-2に示すように，日本人の身長は年代と共に次第に伸びてきているが，第二次大戦後（1945年）から栄養状態が改善され，身長が伸びる速度が増しているが，1995年頃からはほぼ定常に達している。

3. 骨の成長およびリモデリング

「Ⅱ 胎児の発育 11. 骨形成」で述べているように，骨は軟骨組織（cartilage）の骨化によって成長し，骨芽細胞による骨形成（bone formation）と破骨細胞による骨吸収（bone absorption）によって活発に骨の再構築（リモデリング bone remodeling）を繰り返している。成人ではこの過程で，骨では1日に約500mgのCaが変換されて平衡を保ち，ほぼ一定の構造が保たれている。このような形成と吸収からなる骨のリモデリングの過程は，血漿Ca濃度の調節と密接に連携している。成長期には形成が優勢であり，成人期には形成と吸収がほぼ平衡を保ち，老齢期ではリモデリングの速度が遅くなると共に，骨の吸収の方が次第に多くなって骨量が減少してくる。

骨のリモデリングは体の働きの程度，あるいは骨の障害の補修に対応して，さらには，体液のCaイオン濃度の恒常性を維持するために一生持続している。骨の構造と強度は，骨形成と骨吸収を制御することによって維持されたり変化したりしているが，これらの過程は血液循環系を介して副甲状腺ホルモン（PTH），活性ビタミンD_3（calcitriol），成長ホルモン（GH），糖質コルチコイド，甲状腺ホルモン，性ホルモンなどと，局所的にインスリン様成長ホルモン（IGF），プロスタグランジン，骨形成因子（骨誘導因子 bone morphogenetic protein, BMP）などの多くのホルモンおよび液性調節因子（サイトカイン）などで制御されている。BMPは形質転換成長因子β（transforming growth factor-β, TGF-β）に属するサイトカインで，多くの細

胞の増殖や分化，アポトーシスの調節など多様な機能をもち，骨では形成と吸収の平衡の維持に関与している。

ヒトの骨は大小，長短の棒状，扁平形など，様々な形をして約200個存在している。骨は軟らかい臓器を保護し，姿勢の維持，二足歩行，生活やスポーツ時の複雑な動作を可能にしている。骨は骨塩[1]および有機性の基質（重量で30〜35％程度）からなり，適当な硬さと弾力性をもっている。この基質は主にコラーゲンからなり，プロテオグリカン（proteoglycan）[2]，オステオカルシン（osteocalcin，後述）などのタンパク質を含んでいるが，これらの組成は年齢などでかなり変わりうる。骨の表面側の皮質骨（cortical bone，緻密骨 compact bone）および内部の骨梁（travecular bone，海綿骨 spongy bone）が組み合わされて力学的強度を保ちながら軽量化されている。

コラーゲンは線維性のタンパク質で，3本のポリペプチド鎖がらせん状に巻きついた束から成っている。コラーゲン線維の安定化にはこれらの鎖の間の結合が関わっている。ヒトでは産生に関与する遺伝子や含まれているポリペプチドの差などから25種類程の型が知られていて，骨ではⅠ型コラーゲンが90〜95％を占め，Ⅴ型も僅かに存在する。軟骨には主にⅡ型のコラーゲンが含まれている。コラーゲンが合成される過程ではビタミンC（アスコルビン酸）が補因子として働く。

骨タンパク質の約10％は非コラーゲンのタンパク質でCa結合タンパク質を含み，これらのタンパク質合成にはビタミンC, D, Kを必要とし，これらのタンパク質の5〜10％は骨芽細胞で作られるオステオカルシンであり，この血中濃度は骨形成速度の指標となる。この濃度は体の成長と共に増加し，男性では14歳頃，女性では12歳頃で最も高くなる。高齢になると骨芽細胞の機能が低下し，オステオカルシン濃度も低くなる。

骨の成長にはGH，IGF-1，甲状腺ホルモン，およびインスリンなどが働き，これらは主に骨端軟骨の軟骨細胞に働く。栄養状態が良くなればGHの分泌も多くなるとされている。骨に対する機械的な負荷が骨形成を促進し，骨質を増加させる。この過程には結晶状態の骨塩に加わる圧による圧電効果（piezoelectric effect）で発生する電流が影響していると推測されている。

長期的には性ホルモン（テストステロンおよびエストロジェン）は骨の成長を促進するが，次第に長骨の骨端を閉じて成長を終わらせる。女性では初経頃になると女性ホルモンのエストロジェン分泌が増し，骨の成長速度が遅くなる。これはエストロジェンによって軟骨細胞や破骨細胞のアポトーシスが促進され，骨のリモデリングが低下することによるとされている。

骨から血清へのCaの補給に与る骨の吸収の過程は主に破骨細胞の働きによるが，骨細胞もある程度関与している。破骨細胞はH$^+$，クエン酸，乳酸，およびタンパク質分解酵素を分

---

1) 主な組成はhydroxyapatite（$Ca_{10}(PO_4)_6(OH)_2$）で，微量のMg, Na, K, 炭酸塩（$CaCO_3$など）を含み，重量で65〜70％程度を占める。
2) コンドロイチン硫酸，ヒアルロン酸，デルマタン硫酸などで，結合組織の弾力性成分である。

泌して基質を分解し，Ca塩を溶解する．破骨細胞はマクロファージと同じく単球から分化し，細胞が融合して生じる多核細胞で，この過程には副甲状腺ホルモン，活性ビタミンD，MCSF（macrophage colony-stimulating factor），破骨細胞誘導因子であるRANKLなどのホルモンやサイトカインが関与し，RANKLが単球の受容体（RANK）に作用して複雑な一連の反応が引き起こされる．これらの過程にはTGF-βが必要である．このサイトカインは骨芽細胞で産生され，骨基質中に分泌されて不活性型として存在しているが，破骨細胞から分泌される酸やタンパク質分解酵素によって活性化され，低濃度でRANKLを増加させて破骨細胞の分化を促進する．しかし，骨の吸収が多くなるとTGF-βの濃度が増して破骨細胞への分化を抑制する逆の作用が現われるようになり，骨の吸収が制限されて，吸収と形成の平衡が維持されるようになっている．

4. 骨格筋の発達

　乳児では骨格筋が占める容積は全身の細胞の30％程度に過ぎないが，青年期になると70％程にも増加してくる．胎児の骨格筋の発育は主に細胞数の増加によるが，生後の発育は細胞数と細胞の大きさの増加によっている．細胞数の増加は性成熟期までで，その後はほぼ一定に保たれる．骨格筋（多核細胞）の筋線維の量を反映するDNAの量は年齢と共にほぼ直線的に増加するが，思春期が始まる頃になると増加が著しくなる．この促進は男性の方が著しい．10歳頃になるとテストステロンの分泌が高まり，その結果，GHの分泌も増加してくる．GHは主に細胞数の増加に，インスリンはタンパク質の合成を促進して細胞の増大に関与しているとされている．筋線維の長さは骨格の発達につれて長くなり，線維の太さは筋収縮の頻度，強さ，期間などによる代謝の程度に影響を受ける．

　30歳末頃にテストステロンの分泌が減少し始めるまではDNA当たりのタンパク質量は増加する傾向があるが，老化が始まる頃になるとGHやインスリンの分泌やそれらの作用が低下してくると共に，次第に筋肉量が減少し，筋肉の中のコラーゲン量が増してくるようになってくる．

Ⅵ 性行動および妊娠

1. 本　能

　生命の維持には主に食欲，種族の維持には性欲などの本能が非常に重要であり，これらの本能には進化の過程で古い脳に属する大脳辺縁系や視床下部が重要な働きをしている。本能的行動にはこれらの中枢を介して自律神経系と内分泌系が同時に働き密接に関わっている。性行動を制御する中枢は視床下部の内側視索前野，背内側核にあるが，女性では腹内側核も関与している。これらに加えて，大脳辺縁系の中隔，海馬，嗅球などが促進系として，扁桃体，梨状葉，乳頭体などが抑制系として働いていると考えられている。

　正常な性機能には下垂体ホルモンの働きが重要であるが，この分泌に影響を与える甲状腺ホルモンの適当な関与も必要で，この分泌の過多や不足によっても性欲が無くなったり，勃起不能になったりし，女性では無月経や過多月経が起こったりする。

2. 卵子および卵胞形成

　「Ⅱ　胎児の発育　10．生殖器」で述べたように，生殖細胞の元になる原始生殖細胞は発生の初期に胚盤葉上層に現われ，発生4〜5週にかけて卵黄嚢の壁へ，さらに生殖堤（生殖巣原器）に移動して，女性では卵祖細胞（oogonium）となる。これらは一次卵母細胞を経て，減数分裂によってそれぞれ体細胞の半分（半数体）の常染色体22および性染色体のXをもった生殖細胞である卵子となる。

　卵祖細胞は細胞分裂を繰り返して集団となり，それぞれ上皮細胞である卵胞細胞で囲まれ，栄養素を含め必要とする物質はこの卵胞細胞を介して補給される。卵祖細胞は妊娠5ヶ月で最大の700万個程に達するが，その後は細胞死が起こって数が減り始め，妊娠末期には70万から200万個程度になると推測されている。出産近くになってきた胎児では，一次卵母細胞は減数分裂Ⅰ（「Ⅰ　胚子の発生　4．生殖細胞の形成（減数分裂）」参照）の前期が始まってくるが，分裂中期へは進まず，染色体は核内に拡がった状態に留まり，卵巣内で扁平上皮に囲まれた原始卵胞（primordial follicle）の中で排卵が起こるようになるまでその状態に留まっている（図Ⅵ-1A）。

　卵祖細胞の増殖は胎児期に終わり，排卵されるように成熟した状態になるのは思春期になっ

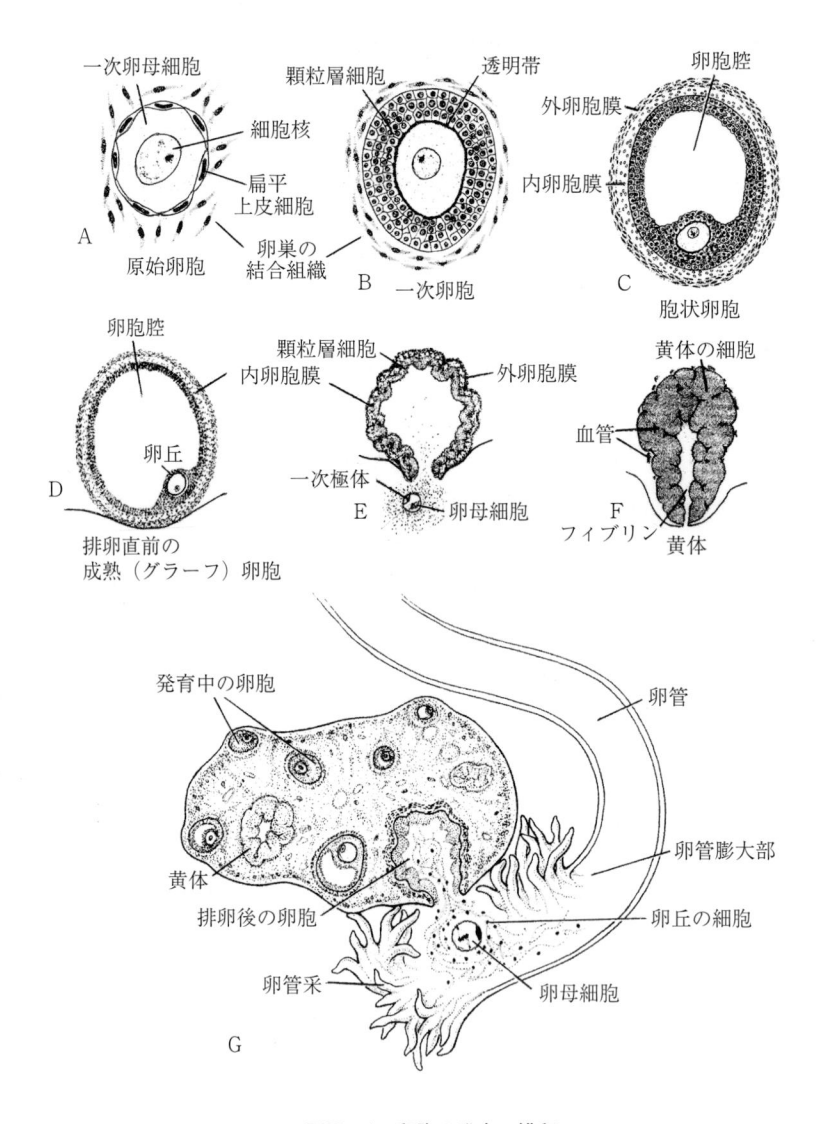

図Ⅵ-1 卵胞の発育，排卵
A：原始卵胞　B：透明帯および顆粒細胞で囲まれた一次卵母細胞を含む一次卵胞　C：顆粒細胞層の中に卵胞腔が生じた二次卵胞　D：排卵前の卵胞　E：排卵　F：排卵後生じた黄体　G：卵巣から輸卵管への排卵
(Langman's Medical Embryology より編集)

てからで，遅いものは40歳以後に成熟して排卵されるものもある。思春期の初期の卵母細胞は40万個程になっているが，出産可能期間における左右の卵巣には3〜10万個の原始卵胞が存在するようになる。しかし，卵子に成熟して実際に排卵されるのは閉経期（menopause）までに500個程度である。

　思春期になって排卵が起こるようになると，卵巣周期毎に黄体形成ホルモン（LH）の作用を受けて原始卵胞の中から15〜20個の卵胞が発育し，その中の一次卵母細胞の減数分裂Ⅰに

よって一方は大部分の細胞質を得て二次卵母細胞（卵娘細胞ともいう）となり，他方は小さい一次極体（first polar body）となって片隅に押しやられる。

卵母細胞の周囲には透明帯（zona pellucida）が出現し，その周りを数多くの顆粒層細胞（granulosa cell），さらにその外側を内，外の卵胞膜で囲まれている（図Ⅵ-1B, C）。卵胞が成熟してくると，卵子は顆粒層細胞に囲まれて卵胞の片隅に偏在し，卵胞の大部分は栄養分を含んだ卵胞液で満たされた卵胞腔（follicular antrum）が占めるようになってくる（図Ⅵ-1C, E）。成熟した二次卵胞（secondary follicle）は胞状卵胞（antral follicle）とよばれ，さらに成熟して排卵直前になると成熟卵胞となってグラーフ卵胞（Graafian follicle）ともよばれ，卵胞腔は直径15～25mm程にも大きくなり，卵巣の表面近くに移動してくる（図Ⅵ-1G）。

二次卵胞はLHによって排卵前の状態に成熟し，減数分裂Ⅰが終了して1個の大きい二次卵母細胞と小さい第1極体となる。排卵3時間程前になると，これらは減数分裂Ⅱを起こすが，染色体が赤道面に並んだ状態の分裂中期に留まっている。この分裂Ⅱは受精後に終了して，1個の卵子と3個の第2極体が生ずる。排卵された卵子は直径100～140μm程の体内最大の大きさの細胞で，多量の栄養物質を含んでいる。細胞表面は微絨毛で覆われ，卵黄膜とゼリー様の透明帯からなる卵膜で包まれている。

卵巣周期の始まりに卵胞刺激ホルモン（FSH）によって15～20個の一次卵胞が成熟してきて，周期毎にLHの作用によって，通常，成熟した1個の卵胞が排卵され，他の中途まで発育した卵胞は変性する。排卵された卵胞は受精されなければ排卵後24時間程で変性してしまう。200回の排卵に1回程の低い確率で2個の卵子が同時に排卵される。排卵後の卵巣内の卵胞は，LHの作用によって細胞が膨化して黄体（corpus luteum）となる。黄体からはプロジェステロンとエストロジェンが分泌され，子宮内膜を分泌期の状態にしていく。

3. 女性の性周期

思春期を迎えると，視床下部の神経分泌細胞からゴナドトロピン放出ホルモン（GnRH）が分泌されるようになってくる。下垂体からのFSHやLHの分泌は視床下部，下垂体，卵巣のフィードバック回路の性質によって，視床下部の神経分泌細胞が短時間特定の時間間隔で活動し，下垂体へのGnRHの作用頻度が変わることで制御されている。この制御機構によって卵胞および子宮内膜（endometrium）が平均28日（24～32日）の周期で大きく変化し始め，これらは閉経期まで持続する。卵巣内で起こる卵胞の変化は卵巣周期（ovarian cycle），子宮内膜に起こる変化は月経を伴うので月経周期（menstrual cycle）と呼ばれている。卵巣周期は卵胞が発育する卵胞期（10～14日）を経て排卵が起こり（排卵期），卵胞が黄体に変化する黄体期（12～15日）に分けられる。月経周期は子宮内膜が増殖する増殖期から，内膜からの分泌が亢進する分泌期を経て，受精が起こらなかった際に，内膜の線維素が溶解して月経として排出さ

れる月経期に分けられる。子宮内膜は外側から基底層，海綿層，緻密層の3層からなり，内膜は筋層（myometrium）に包まれている。海綿層と緻密層が月経周期の増殖期，分泌期，月経期に伴って変化する。

　これらの性周期は，視床下部に存在する神経細胞から分泌されるGnRHが下垂体門脈を通って下垂体前葉に働き，FSHを血中へ分泌させることによる。このFSHによって卵巣中の15～20程の一群の卵胞の発育が促され，その中の1個が排卵可能なグラーフ卵胞に成熟する。

　卵胞の成熟と並行して，卵胞から女性ホルモンであるエストラジオールが分泌され，血行を介して視床下部，下垂体に作用し，GnRHやLH, FSHの分泌に影響を与える。エストラジオールの濃度が高まってくるとポジティブフィードバックの作用で，LHとFSHの分泌が一過性に急激に増加する。このLHの作用で排卵の3時間程前までに減数分裂が第Ⅰ期から第Ⅱ期に進んだ状態で，排卵が引き起こされる。卵胞から分泌されるエストラジオールによって子宮内膜が次第に増殖して肥厚し，排卵された卵子が精子で受精された場合に内膜に着床出来るような状態になる。

　FSHの作用によって卵巣から分泌されるインヒビン（inhibin）とアクチビン（activin）が脳下垂体に働いて，インヒビンはFSHの分泌を抑制し，アクチビンは分泌を促進する。排卵後はインヒビンの分泌が低下してFSHの分泌が増加してくる。

4. 月経周期

　子宮の内表面（子宮内膜）は粘膜組織で，性ホルモンの作用によって周期的に大きく変化する。下垂体から放出されるFSHによって卵胞からのエストラジオールの分泌が増すと次第に子宮内膜が増殖し，排卵が起こる頃にはかなり肥厚する。排卵後，黄体からのプロジェステロンの分泌が増してくると増殖した内膜に分泌線が発達して，受精した卵子の着床に備える。

　排卵後受精しない場合には黄体は約14日間存続するが，次第に萎縮して結合組織からなる白体へ移行し消滅する。分泌期にあった肥厚した子宮内膜は黄体からのプロジェステロンの分泌が減少すると基底部の動脈が収縮し，血液の供給が少なくなり，組織が変性して脱落する。脱落した組織とそれに伴って出血した血液は月経として排出される。

　このように，性周期は卵巣では排卵までの卵胞が成熟する卵胞期と排卵後の黄体期に分けられ，子宮内膜では卵胞期に対応して内膜組織が肥厚してくる増殖期と黄体期に対応して内膜組織に分泌腺が発達する分泌期に大きく分けられる。

　思春期の初めには視床下部からのGnRHの分泌は夜間の睡眠時のみであるが，性的に成熟してくると日中でもホルモンの放出が起こるようになり，下垂体からのFSHとLHの分泌が安定した周期性をもつようになる。このため，思春期の初めの方では月経が不規則であったり，卵胞が排卵せずに変性してエストロジェン分泌が減退するだけで月経が起こる無排卵性月

経（anovulatory menstruation）がみられたりする。40歳代後半になると成熟する卵胞の数が減り，卵巣からのエストロジェン分泌量が減少してきて月経が不規則になり，最終的に停止する閉経期を迎える。このような年齢になりエストロジェンの血中濃度が低下してくると，副腎皮質から分泌される男性ホルモンの影響が現われるようになり得る。

5. 排　卵

　この章の「2. 卵子および卵胞形成」で述べたように，卵胞は卵胞液を満たした卵胞腔が現われ成熟してきて，排卵直前には25mm程にも大きくなる。卵胞は次第に卵巣表面へ移動し，下垂体からLHが一過性に多量に放出（LHサージ surge）されると卵胞壁の一部（卵胞破綻口 stigma）のコラーゲン線維がコラゲナーゼによって融解され，同時にLHによってプロスタグランジンが増加し，卵巣周囲の平滑筋を局所的に収縮させて排卵が誘発される。排卵後には顆粒層と内卵胞膜の細胞は黄体に変化し，プロジェステロンを分泌するようになる。同時に子宮内膜は女性ホルモンの作用によって分泌期の状態になり，卵子が受精して着床する場合に備える。

　排卵過程の初期にはLHの作用によって内卵胞膜の細胞で男性ホルモン（アンドロジェン，主にテストステロン）がコレステロールからプレグネノロン，プロジェステロンを経て合成され，さらに，男性ホルモンは顆粒層細胞に取り込まれ，FSHによってエストラジオールなどの女性ホルモン（エストロジェン）に転換される。

　排卵された卵子は卵管（uterine tube）に入り，3～4日程度で子宮内へ到達する。この過程で精子と出会えば受精するが，そうでなければ排卵後24～48時間程で受精能力を失う。

6. 黄体形成

　卵胞は排卵後に黄体となり，エストラジオールに加えてプロジェステロンを合成し，分泌するようになる。黄体は排卵後9日程で最大に達するが，卵子が受精しなければプロジェステロンによって中枢神経からのLH, FSHの分泌が抑制される結果，黄体からのプロジェステロンの分泌が次第に低下すると共に黄体は変性，退縮して白体（corpus albicans）となり，月経を生じる。

　卵子が受精すれば胎盤の合胞体栄養層（syncytiotrophoblast）から分泌されるヒト絨毛性ゴナドトロピン（hCG）によって黄体は退縮されずに，妊娠3ヶ月末に卵巣の1/3～1/2の大きさまで増大する。プロジェステロンは4ヶ月末までは黄体から分泌されるが，その後，黄体が退縮するにつれ胎盤から分泌されるようになって，妊娠の維持に関与する。

排卵後に分泌されるプロジェステロンは視床下部の体温調節中枢に作用して体温を上昇させる。このため，排卵後では早朝に測定する基礎体温が0.5℃程高くなり，排卵の指標となっている。

7. 精子形成

出産時の胎児では原始生殖細胞は生殖索内に支持細胞に囲まれて存在し，支持細胞はセルトリ細胞に変化する。セルトリ細胞ではY染色体に存在するSRY (Sex-determining Region on Y) 遺伝子が発現し，精巣（睾丸）を形成する過程が活性化される。思春期直前になると生殖索は内腔が出来て精細管に，原始生殖細胞は精祖細胞 (spermatogonia) になって精子の形成が始まる。

精祖細胞は細胞分裂によって数を増して精母細胞 (primary spermatocyte) となり，約22日間の前期を経て，卵子が生ずる場合と同じように減数分裂によって精子細胞 (spermatid) を生ずる。精子細胞には23本の常染色体と1本のXまたはYの性染色体が含まれる。減数分裂によっては1個の精母細胞から4個の同じ大きさの精子細胞が作られ，卵子形成の場合のような小さい極体に相当するものは生じない。これらの精子形成はセルトリ細胞からの栄養補給に支えられて行われる。精子細胞は形を大きく変え，主に核のみを含んだ比較的小さい頭部，頸部，動きを支える長い鞭毛をもった精子となる。頭部を覆う先体 (acrosome) には卵子内への進入を助ける酵素が含まれている。精子細胞から精子が出来上がるまでには約64日を要し，完成した精子は細精管の管壁の収縮によって精巣上体（副睾丸 epididymis）に送られる。精子は精巣上体を通る間に形態に変化が起こり，機能（運動性）が高まって，生殖能が整ってくる。精子は思春期以降に精巣の精細管内で常時作られている。射精された精子の子宮内での生存期間は数日間で，排卵後の卵子に比べて長い。

精子形成には下垂体から分泌されるLHおよびFSHが関与しているが，女性のような性周期はみられない。LHはライジッヒ細胞に作用してテストステロンを産生させ，テストステロンはセルトリ細胞に作用して精子形成を促進させる。FSHもセルトリ細胞に作用し，精漿 (seminal fluid) やテストステロンに対する細胞内受容体の産生を促進する。

8. 勃起 (erection)

男性も女性も性的な興奮は精神的な要素と性器，特に陰茎や陰核の刺激による感覚神経（陰部神経 pudendal nerve）を介して起こる。精神的影響は性的興奮に対して抑制的にも作用する。一方，仙髄の中枢 ($S_{2\sim4}$) からの副交感神経（骨盤神経の勃起神経 erigens nerve）を介し

た反射により，海綿体（corpus cavernosus）の動脈と平滑筋が弛緩して流入する血液が増すと共に，静脈が周辺の白膜下で圧迫されて海綿体が充血する結果，陰茎や陰核の勃起が起こる。適当な勃起が性交時の陰茎の腟への挿入に必要である。この副交感神経は非アドレナリン非コリン性（non-adrenergic non-cholinergic, NANC）の神経で，その伝達物質は主に一酸化窒素（nitric oxide, NO）であり，血管作動性腸ペプチド（vasoactive intestinal peptide, VIP）も一部含まれているとされている。NOはグアニル酸シクラーゼ（guanylate cyclase）を活性化して細胞内の環状GMP（cyclic guanosine mono-phosphate, cGMP）を増加させることで平滑筋を弛緩させる。cGMPは酵素（phosphodiesterase, type 5）で分解されるので，この酵素の阻害剤はNOの作用（勃起）を強める。女性では副交感神経を介して小陰唇および腟口付近（バルトリン腺（大前庭腺）Bartholin's glandsなど）から分泌される粘液が性行為において大切な役割をもっている。

9. 射精（ejaculation）

精巣上体（副睾丸）尾部に留まっていた精子を含む液は交感神経（下腹神経 hypogastric nerve）を介して精管（ductus deferens）の蠕動運動によってまず精管膨大部へ運ばれる。性的興奮が最高に達すると前立腺液が尿道へ排出され，精嚢液，精管膨大部内の精子を含む液と混じりあって精液（semen）となり，膀胱外括約筋の弛緩および陰茎基底部の尿道（urethra）と海綿体筋の律動的収縮とによって，性的快感（性感極期，オーガズム orgasm）を伴って外尿道口から放出される。この場合，膀胱内括約筋が収縮して精液の膀胱内への逆流を防いでいる。

女性においても男性に対応してオーガズムが感じられ，子宮頸管が開き，子宮と卵管の律動的収縮が起こって精子の卵管への移動を助ける。

性交時の生殖器の反応は主に副交感神経を介しているが，循環器などの全身的反応は交感神経を介し，血圧の上昇，心拍数の増加，瞳孔散大などが見られる。

10. 受精（fertilization）

腟内へ射精された精子の大部分は2日程度，一部は3日後まで受精能がある。射精された精子の1％程度が子宮頸部を経て，一部はさらに2時間以内に卵管内へ達する。精子の動きは尾部の鞭毛中の微小管とダイニン（dynein, 分子モーターの一種のタンパク質）との間の滑り運動によるが，そのエネルギーはミトコンドリアによる精液中の果糖の代謝で産生されるATPから供給される。射精直後の腟内は分泌液が弱酸性であるため精子の動きが抑えられる傾向が

あるが，輸精管からの精子を含んだ液体と精嚢，前立腺，尿道括約筋部の尿道球腺からの粘液からなる精液は弱アルカリであるので，精子の動きが抑えられるのを防いでいる．さらに，卵管内の分泌液が精子の状態を正常に保ち，精子の受精能獲得（capacitation）を可能にしている．

卵母細胞が排卵され，卵管中を子宮の方へ移動する途中（多くは卵管膨大部）で精子と出会えば精子が卵母細胞内へ進入して受精し，受精卵となって細胞分裂が始まり割球となる．卵母細胞と精子の動く方向は逆であるが，卵子の動きは卵管壁の筋肉の収縮（蠕動運動）と卵管内液の流れが関与し，精子の動きは精子自身の運動が主に関与していると考えられるが，まだ充分には解明されていない．

精子は卵母細胞の周囲の放線冠（corona radiata）を通過して，卵母細胞表面の透明帯に進入する．精子が卵母細胞へ進入するには頭部の先体表面の糖タンパク質と精液タンパク質が取り除かれ，先体から放出されるアクロシン（acrosin）などの酵素によって放線冠や透明帯を溶解することが必要である．最初の精子の頭部が卵母細胞の表面に接すると，卵母細胞の細胞膜と透明帯の性質が変化して別の精子の侵入を阻止する．

「Ⅰ 胚子の発生」で述べたように，精子が卵母細胞内に進入すると途中で停止していた卵母細胞の減数分裂が終了して，1個は前核（female pronucleus），もう1個は第二次極体（second polar body）となる．この前核と精子からの前核（male pronucleus）はそれぞれDNAを複製して一緒になり，体細胞と同じ二倍体（46個の染色体）を持つ受精卵となって細胞分裂を開始する．受精後30時間程で2個の細胞，40時間後頃に4個，3日程で12～16個の桑実のような形の胚（桑実胚 morula）となる．このように細胞の数を増やしながら，卵管上皮の絨毛の運動と卵管の蠕動運動によって受精4～5日後に子宮内膜上に達する．その後，細胞数が増してくると細胞間の境界が明確でなくなってきて，細胞集団の中に液を満たした隙間が生じてくる．この時期の胚は胚盤胞と呼ばれる．この内側の細胞群は将来胎児となる胚結節（embryoblast），外側の細胞群は将来胎盤の形成に与かる一層の栄養膜（trophoblast）となる．細胞集団を囲んでいた透明帯は4日後頃には消失する．受精卵が細胞分裂によって胚盤胞が生じて来る過程の代謝に必要なエネルギー源や物質は，卵管から分泌される糖やアミノ酸によって供給される．

胚盤胞は受精6～8日後に子宮内膜内に入り込み始め，着床の過程が始まる．着床の過程については「Ⅰ 胚子の発生」で述べている．

11. 妊娠（pregnancy）

妊娠は受精卵が着床してから分娩までの過程といえるが，「Ⅱ 胎児の発育 1. 妊娠週数」で述べたように，実際には受精や着床の時期を確定するのは難しい．着床後は胎盤の合胞体細

胞でヒト絨毛性ゴナドトロピン（hCG）の産生が急激に増して黄体を刺激し，妊娠の維持に必要なプロジェステロンの産生を促進する。受精後30日間のhCG濃度は29〜53時間毎に倍増していき，妊娠8〜10週の血清hCG値はピーク（100,000 IU/ℓ）となる。妊娠12週以後は減少し始め，20週以後は分娩まで約30,000 IU/ℓとほぼ一定となる。

　妊娠後，母体の心拍出量は子宮胎盤循環系の形成によって妊娠6週頃から増し始め，16〜28週になると30〜50％程増加する。子宮へ流れる血液量は胎児の発育に伴って，最大1ℓ/分程（全循環量の約20％）に達する。心拍出量は出産後3〜4週間の間に次第に減少し，6週間程で妊娠前の拍出量に戻る。心拍出量の増加に伴って心拍数も通常の70/分程度から80〜90/分に増してくる。

　母体の血中のエストロジェンは下垂体に作用してプロラクチンを分泌させる。プロラクチンはhPLと共に出産後の乳汁分泌に備えて乳腺の発育を促進する。妊娠中には高濃度のエストロジェンのプロラクチンに対する拮抗作用によって，乳汁の分泌が抑制されていると考えられている。

12. 人工授精（artificial insemination）

　人工授精[1]は精液中の精子の数が少なかったり，運動能が弱かったりして妊娠が出来ない場合，あるいは性交に障害があるような場合に，精液から活動性の高い精子を集めて子宮内に注入して行われる。

　このような人工授精で妊娠できない場合には，排卵誘発剤や外科的手法などで得られた卵母細胞を精子で受精させ，培養した胚を子宮内に戻す体外受精・胚移植（IVF-ET；in vitro fertilization and embryo transfer）が行われる。さらに，卵母細胞に顕微鏡下で直接精子を注入して受精させる手法は顕微授精（microinsemination）と呼ばれている。体外受精について，日本産科婦人科学会（2008年）は子宮内に戻す胚の数は「原則1個とし，35歳以上，または2回以上続けて妊娠できなかった女性などは，2個戻すことを許容する」との指針案を示している。

　男児を誕生させるY染色体をもつ精子を選り分けることが可能であるので，これらを選んで受精させることが可能であり，培養中の胚の細胞中の染色体を調べて，子宮に着床させる前に性別を判定することも可能である。しかしながら，同学会は倫理指針の中で，性の選別を禁止している。将来，遺伝子についての研究が進むにつれて，人工授精を用いていろいろな遺伝子を介した疾患を避けることも可能になっていくと考えられるが，克服すべき課題は多い。配偶者以外の精子，場合によっては卵子の提供による人工授精は家庭関係を複雑化し，倫理的，法

---

[1] 受精（fertilization）は卵子と精子の結合を意味し，授精（insemination）は人工的に受精を行う場合に用いる。

律的，あるいは宗教的な問題が含まれている。

Ⅶ 成人期

　成人期は厚生労働省の分類による中年期と壮年期を含んでいる。通常の生理学では主にこの期間における人体の正常な機能を取り扱っているので、この本ではこれらの生理機能には触れず、いわゆる成人病との関連が深いメタボリックシンドロームに関連した病態生理について述べることにする。

1. メタボリックシンドローム
　　（metabolic syndrome　代謝症候群，内臓脂肪症候群）

　過栄養によって脂肪（特に内臓脂肪）が蓄積して肥満（中心性肥満）になると、脂肪細胞（adipocyte）から分泌される活性物質（後述）が多くなり、他の多くの要素と共に、いわゆるメタボリックシンドロームあるいは生活習慣病と言われている、高脂血症、高血圧、糖尿病などによる心筋梗塞や脳卒中などの心血管疾患や網膜症、腎症などを発症する危険性が増してくる。

　メタボリックシンドロームは次の測定値を基に判断されている（日本肥満学会，2005年）。腹囲（ウエスト：起立し、軽く呼吸しながら臍の高さでの腹囲）の測定値：男性85cm以上，女性90cm以上で、次の3項目中2項目以上を含む場合としている。中性脂肪：150mg/dℓ以上で、高密度リポタンパク質（high density lipoprotein, HDL）：40mg/dℓ以下、血圧：収縮期130mmHg、拡張期85mmHg以上、血糖値（空腹時）：110mg/dℓ以上。国際糖尿病連合では

表Ⅶ-1　メタボリックシンドロームの人の年齢別比率

年齢（歳）	男性（％）	計測数	女性（％）	計測数
20～29	4	99	1.5	137
30～39	7.9	177	1.8	329
40～49	16.8	185	4.8	315
50～59	26.8	291	7.4	499
60～69	29	482	14.4	617
70以上	33.2	572	18.1	703
20以上	25.3	1,806	10.6	2,600

国民健康・栄養調査（厚生労働省，2008年）

HDLの値は男性40，女性50mg/dℓ以下とし，日本における腹囲の基準を男性90cm以上，女性80cm以上への変更を勧めている。最近の厚生労働省の研究班の心筋梗塞，高血圧，糖尿病を起こす危険因子の調査からでは腹囲は男性84cm，女性80cm以上を基準とする結果が得られている。

表Ⅶ-1は肥満学会の基準によるメタボリックシンドロームの人が各年代でどの程度存在しているかを示している。

2. 脂肪代謝

まず肥満と関係する脂肪の代謝について述べることにする。常温で固体の脂質（lipid）は一般的に脂肪（fat）と呼ばれ，食物中の脂肪の大部分はトリアシルグリセロール（triacylglycerol, triglyceride）で，グリセロールの脂肪酸エステルである。脂肪酸はグリセロールとのエステル結合により中性になるので中性脂肪と呼ばれる。中性脂肪は腸内でモノアシルグリセロールと脂肪酸に分解されて吸収され，再び腸粘膜でトリアシルグリセロールに合成されて，タンパク質と共にキロミクロン（chylomicron 乳状脂粒，後述）となってリンパ管で運ばれて血中に入る。グリセロールはアルコールの一種である。脂肪酸（fatty acid）はカルボキシル基（-COOH）を1個もつ鎖式炭化水素化合物であり，炭素間に二重結合を含まない飽和脂肪酸と二重結合をもつ不飽和脂肪酸がある。エステルはアルコールと酸からH_2Oを除いて生じた化合物である。

キロミクロンに含まれるトリアシルグリセロールは組織で分解され，生じた脂肪酸は組織へ取り込まれてエネルギー源として利用され，さらに，リン脂質（phospholipid）や糖脂質（glycolipid）を形成して細胞膜を構成する主要な成分となり，多種のタンパク質と結合して種々の機能に関与する。余分な脂肪酸はトリアシルグリセロールとなって脂肪細胞に蓄えられる。

血漿には平均的な比率で，コレステロールエステル（cholesterol ester）36％，リン脂質30％，中性脂肪のトリアシルグリセロール16％，コレステロール14％，非エステル長鎖脂肪酸（遊離脂肪酸 free fatty acid, FFA）4％が含まれている。遊離脂肪酸以外は水に溶けないので，リン脂質やコレステロールおよびタンパク質（アポリポタンパク質 apolipoprotein, APO）と一緒になって血漿に溶けた状態のリポタンパク質（lipoprotein）の粒子として血液中を運ばれている。

脂肪組織に蓄えられていた中性脂肪は脂肪酸とグリセロールに分解されて，血中をこれらをエネルギーとして利用する組織へ運ばれ，脂肪酸は細胞内のミトコンドリアでクエン酸の代謝回路（TCAサイクル）によって分解され，高エネルギーリン酸であるATP（adenosine-triphosphate）を生じる。グリセロールは肝臓でリン酸化されて，解糖系を介して代謝される。

表Ⅶ-2 血漿リポタンパク質

		密度（g/cm³）	直径（nm）	タンパク質/脂質
キロミクロン	chylomicron	＜0.95	180〜501	1〜2/98〜99
超低密度リポタンパク質	VLDL（very low density lipoprotein）	0.95〜1.006	30〜90	7〜10/90〜93
中間密度リポタンパク質	IDL（intermediate density lipoprotein）	1.006〜1.019	25〜35	11/89
低密度リポタンパク質	LDL（low density lipoprotein）	1.019〜1.063	20〜25	21/79
高密度リポタンパク質	HDL（high density lipoprotein）	1.063〜1.210	5〜20	32〜57/43〜68

（Harper's Illustrated Biochemistry より編集）

　このような脂肪分解（lipolysis）は，カテコールアミン（アドレナリン，ノルアドレナリン），グルカゴン，あるいは副腎皮質の糖質コルチコイドによって脂肪細胞のアデニル酸シクラーゼ（adenylate cyclase）が活性化し，サイクリック AMP が増加することで促進される。カテコールアミンの作用は脂肪細胞膜の β アドレナリン受容体（β-adrenergic receptor）を介しているが，この受容体には β_1, β_2, β_3 の型が存在し，特に β_2, β_3 の受容体の遺伝的な差によってカテコールアミンに対する感受性が低い場合には，脂肪分解が低下するため肥満になり易くなる可能性が指摘されている。

　脂肪細胞や骨格筋などのミトコンドリアの膜には脱共役タンパク質（uncoupling protein, UCP）が存在し，TCA サイクルでの代謝によってミトコンドリア内（マトリックス）から汲み出された H^+ がこのタンパク質を介して逆流し，H^+ 濃度差によるエネルギーが ATP 産生に利用されずに熱として消費されてしまう。UCP には 1, 2, 3 の型があり，組織によって分布に差があり，これらにはカテコールアミン，甲状腺ホルモン，あるいは寒さなどで活性化されたり，合成が促進されたりする程度に違いが見られている。いずれにしても，UCP の活性の程度はエネルギー代謝の効率と関係し，ひいては肥満を制御（脂肪を蓄積，あるいは消費）する要因として考慮されている。不飽和脂肪酸，特に青魚などに含まれている多価不飽和脂肪酸のエイコサペンタエン酸（eicosapentaenoic acid）は UCP-2 を増加させると報告されている。

A）リポタンパク質

　脂質とタンパク質が結合したリポタンパク質の粒子は大きさの順に次のように分けられ，脂質が多くてタンパク質が少ないほど大きく，密度が低く（比重が軽く）なっている（表Ⅶ-2）。最大のものはキロミクロン（chylomicron）で，大部分はトリアシルグリセロールからなっている。組織でトリアシルグリセロールがある程度除かれるとコレステロールの割合が多くなったキロミクロン・レムナント（chylomicron remnant）となる。さらに主にトリアシルグリセロールが除かれて，超低密度リポタンパク質（very low density lipoprotein, VLDL），低密度リポタン

パク質（low density lipoprotein, LDL），高密度リポタンパク質（HDL）となる。LDLとHDLにはコレステロールとリン脂質が主に含まれ，コレステロールはLDLに約70％，HDLに約30％含まれている。血中のコレステロールは主にLDLによって運ばれている。LDLの約70％は肝臓で，約30％は肝臓外で分解される。作り変えられている細胞膜や死にかけた細胞から出されるコレステロールはHDLによって肝臓へ運ばれ，胆汁酸の産生やステロイドホルモンを合成する組織へ運ばれて利用される。これらの働きからすれば，血中のLDL濃度は高過ぎず，HDL濃度は低過ぎないことが大切である。

リポタンパク質と結合しているタンパク質はアポリポタンパク質と呼ばれ，それにはAPOA，APOB，APOC，APOD，APOEの型が存在し，さらにそれぞれ細かく分けられ，それらの働きが研究されている。APOAはHDLに，APOBはLDLに多く含まれ，APOEは総てのリポタンパク質に含まれている。これらの中で特にAPOEはコレステロールの血中濃度の制御や脳血管を含む循環系の病変（認知症やアルツハイマー病）などに関与している可能性が考えられている。

B）コレステロール

コレステロールはステロイドホルモン，胆汁酸，ビタミンDなどの合成に重要であり，腸管から1日に0.3〜0.5g吸収され，肝臓で約1gが合成されている。肝細胞の細胞膜やコレステロールを多く取り込んだマクロファージ（単核細胞）から生じた泡沫細胞に存在しているATP-binding cassette（ABC）transporterのABCA1は，遊離コレステロールとリン脂質の排泄を促進し，血漿中のAPOA1と結合することでHDLの産生が増加する。特に，肝臓のABCA1がHDL生成に主な役割を演じ，血中HDL濃度を規定している。最近発見されたABCG1もマクロファージや内皮細胞に発現してコレステロール排泄に関与している。さらに，cholesterol ester transfer protein（CETP）もHDL中のエステル型コレステロールをトリグリセリド・リッチ・リポタンパク質に転送し，血中HDL濃度を規定する重要な役割を果たしている。メタボリックシンドロームではABCA1やABCG1の働きが弱くなっていて，HDL産生が少なくなっている。

HDL中のコレステロールは血中でlecithin-cholesterol acetyltransferase（LCAT）によりエステル化され，HDL中の遊離型やエステル型コレステロールと共に肝臓においてscavenger receptor（SR）-B1を介して選択的に取り込まれ，胆汁酸となって胆汁へ排泄される。

血中の総コレステロールの約2/3はエステル型，1/3は遊離型で，血中の総コレステロール濃度の正常値は130〜220mg/dlであり，トリアシルグリセロール（中性脂肪）は50〜150mg/dl，LDLは70〜140mg/dl［100mg/dl（2.6mM）以下が望ましい］，HDLは40〜90mg/dl程度［40mg/dl（1.03mM）以上が望ましい］である。これらの正常値は測定法や年齢や性別である程度の差がみられている。

3. 脂肪組織から分泌される活性物質

　脂肪組織はエネルギー源として利用される脂質を貯蔵している大切な役割以外に，内分泌系，代謝系，心臓・血管系，および免疫系に作用する数多くのホルモンや総括的にアディポカイン（adipokine）とよばれている液性調節因子（サイトカイン cytokine）を分泌している機能も重要視されている．肥満状態の脂肪組織には脂肪細胞だけでなく，血管，結合組織の線維芽細胞，マクロファージ（macrophage 大食細胞）などが増加している．

　脂肪細胞からは食欲を抑える作用をもつレプチン（leptin）が放出されるが，肥満になってくるとレプチンによる食欲の抑制効果が弱くなり，腎臓に対する交感神経の作用を介して高血圧を引き起こす可能性が指摘されている．脂肪組織は腎臓の糸球体近接装置（juxta-glomerular apparatus, JGA）から分泌されるレニンに対する受容体をもっていて，肥満になるとこの受容体を介してアンジオテンシノジェン（angiotensinogen）をアンジオテンシンⅠ（angiotensin I）に転換し，高血圧発症の要因になっている．さらに，脂肪組織では血栓溶解抑制物質（plasminogen activator inhibitor, PAI）を合成するため，肥満症ではPAIの血中濃度が上昇し，血栓が生じ易くなる傾向がある．

　代謝系に関与するアディポカインとしてはアディポネクチン（adiponectin），レジスチン（resistin），ビスファチン（visfatin），アゴチ関連ペプチド（agouti-related peptide）などを含め多くのものが存在する．アディポネクチンは白色脂肪細胞から分泌されるタンパク質で，インスリン様の作用をもち，骨格筋へのグルコース（ブドウ糖）取り込みを促進して肝臓での糖新生を抑制し，脂肪酸の消費を促進することによってインスリン抵抗を改善し，動脈硬化を抑える作用をもつとされている．95歳以上の高齢者ではアディポネクチンの血中濃度が高いというアメリカでの報告がある．一方，肥満によって脂肪組織が増えてくるとアディポネクチンの分泌およびその受容体の発現が減少するためインスリンの作用は抑えられ（インスリン抵抗性が増し），Ⅱ型の糖尿病を起こしたり循環系の疾患を起こしたりするようになり，いわゆるメタボリックシンドロームの発症に関与していると考えられている．

　C反応性タンパク質（C reactive protein, CRP）は肺炎双球菌の細胞壁から抽出されたC多糖類と沈降反応を起こす血清タンパク質で，炎症や組織の破壊によって血中に現われるとされている．基準値は高感度測定で0.1mg/dℓ以下であるが，肥満では増加してインスリン抵抗性と関連し，血中濃度が高い場合には心血管障害を起こす傾向があるとされている．日本での2,049人（35〜66歳）についての調査ではCRP濃度とアディポネクチン濃度には逆相関の関係があり，一方，レプチン濃度とCRP濃度には強い相関があるとされている．脂肪組織の増加によってアディポネクチンの分泌が抑えられるのはレプチンが視床下部に作用する結果であることが示唆されている．レジスチンもインスリン抵抗性を生じさせ，肥満による糖尿病発症に関与しているとされている．

免疫系のアディポカインにはインターロイキン6（interleukin-6, IL-6），腫瘍壊死因子（tumor necrosis factor α, TNFα），および数種の補体因子などが存在し，これらは血管内皮の炎症反応を介して肥満による心臓・血管の病的変化への関与が注目されている。TNFαおよびIL-6は遊離脂肪酸および他のアディポカインのレジスチン，ビスファチンなどと共にインスリン抵抗性にも関与している。

4. 脂肪蓄積（肥満症 obesity）

　食事によって摂取する糖や脂質などのエネルギー量が消費するエネルギー量より多くなると，余分のエネルギーは脂肪となって蓄積されて肥満になってくる。利用されない脂肪酸，あるいは過剰の炭水化物（糖）から生じた脂肪酸はトリアシルグリセロール（中性脂肪）として皮下や内臓の脂肪組織（adipose tissue）に貯蔵される。肥満の程度の指標としては通常BMI（body mass index）の値が用いられている。BMIは体重kg/(身長m)^{2}で求められる。
　BMIは22程度（例えば身長170cmであれば体重64kg程度）が理想的であるが，18.5～25は正常，25（170cmで72kg）以上が肥満，18.5（170cmで53kg）以下は痩せ過ぎとされている（日本肥満学会）。
　表Ⅶ-3に7,000人程を対象とした男女別の各年齢層の痩せ過ぎ，正常，肥満の人の比率を示している。かなりの個体差はあるが，男性では40代あたりで肥満が多く，女性では年齢と共に増加する傾向が見られる。また，女性では痩せ過ぎが若い人ほど多く，20代で20％程になっている。
　40～59歳の約4万人を対象とした1999年までの10年間の追跡調査では，BMI 23.0～24.9を基準とした場合の男性の死亡率は，BMI 14.0～18.9で2.26倍，19.0～20.9で1.57倍，21.0～22.9で1.33倍，27.0～29.9で1.38倍，30.0～39.9で1.97倍，女性の死亡率はBMI 14.0～18.9で1.94倍，30.0～39.9で1.91倍という統計的に有意に高い結果が得られている（国立がんセンター，2002）。茨城県の60～79歳の男女での調査によれば，糖尿病を発症する危険性はBMIが普通体形の18.5～24.9の人より，25～29.9の人は男性で18％，女性で31％と高く，18.5未満の人でも男性で32％，女性で31％とかなり高くなっていて，高齢者では痩せていても糖尿病になり易いという結果が得られている（独協医大，2007）。日本人は欧米人と比べて痩せた人にも糖尿病が多く，インスリン産生の能力が低いことと関係している可能性が考えられている。最近では，循環器障害に関してBMIの値より高血圧や高血糖の方が重視されている。
　安静時の代謝量を基礎代謝量（basal metabolic rate, BMR）と呼び，BMRは体表面積とかなり相関している。BMRは成長と共に20歳程度まではかなり急速に低下していくが，その後は年齢と共に緩やかに減少していく。

表Ⅶ-3 BMI（年齢別%）

	年齢（歳）	人数	18.5以下	18.5〜25	25以上
男　性	20〜29	260	9.6	75.8	14.6
	30〜39	396	2.3	68.2	29.5
	40〜49	395	2.5	61.6	35.9
	50〜59	547	3.3	64.3	32.4
	60〜69	678	4.3	66.3	29.4
	70以上	736	5.3	69.2	25.5
	20以上	3,012	4.3	84.9	10.8
女　性	20〜29	284	22.5	69.8	7.7
	30〜39	499	16.8	71.4	11.8
	40〜49	477	10.5	71.5	18.0
	50〜59	687	8.2	70.7	21.1
	60〜69	799	7.0	68.6	24.4
	70以上	955	9.2	64.0	26.8
	20以上	3,701	10.8	68.6	20.6

国民健康・栄養調査（厚生労働省，2008年）

体表面積（S m^2）は身長（H cm）と体重（W kg）から次の「高比良の式」により近似的に求められる。

男性：$S = H^{0.725} \times W^{0.424} \times 0.007246$

女性：$S = H^{0.718} \times W^{0.427} \times 0.007249$

単位面積（m^2），1時間当たりのBMRは20歳男性で36.2kcalの平均値が得られているので，身長170cm，体重65kg，体表面積1.76m^{2}では1日の安静時の代謝量は1,529kcalとなる。同様に，20歳女性でのBMRは33.1kcalで，身長158cm，体重51kg，面積1.47m^{2}では1日の代謝量は1,170kcalになる。60歳では単位面積，1時間当たりのBMRの平均値が男性32.6kcal，女性30.5kcalに減少するという結果が得られている。このように，年齢と共にBMRが低下するので，食事で同じ程度のエネルギー摂取を続け，さらには運動量の減少などが加われば肥満になる傾向が現われる。

脂肪は食事で吸収されるエネルギー量より消費されるエネルギー量が少ない時に蓄積されるが，1日にどの程度のエネルギーが消費されるかは，通常，安静時における体重1kg当たりの，1分間の酸素消費量（3.5mℓ/kg/分）である代謝当量（metabolic equivalent of task, MET）を基準にして推測されている。このMETには40歳で体重70kgの男性で得られた測定値が用いられているので，実際には体形などでかなりの個人差（20〜30％）があり得る。栄養素の代謝において1mℓの酸素の消費で4.825calのエネルギーが生じるので，3.5mℓ O$_2$/kg/分の

METでは16.9cal/kg/分（約1 kcal/kg/時，約24kcal/kg/日）となる。体重70kgでは安静時において1日に約1,680kcalのエネルギーが消費されることになる。

いろいろの身体活動でのエネルギーの消費量が測定されていて，METを基準として報告されている。睡眠時はMETの0.9倍程度であるが，事務仕事や歩行などの軽度の活動では1.1〜2.9倍，中程度までの運動で3.0〜5.9倍，激しい身体活動では6.0以上に増加する。

5. 脂質代謝とメタボリックシンドローム

摂取する総エネルギーに占める脂質によるエネルギーは20〜25％程度とし，多価不飽和脂肪酸と飽和脂肪酸の比率は1程度が良いとされている。20〜40歳の日本人男性や20〜50歳の女性では，脂肪によるエネルギー摂取は適正比率の25％を超えているとされている。多価不飽和脂肪酸のリノール酸などを含む植物油やレシチンなどを含む大豆製品や，エイコサペンタエン酸などを多く含む魚が健康に良いとされるが，多価不飽和脂肪酸は過度の加熱によって，あるいは古くなると過酸化脂質が生じてくるので注意する必要がある。

メタボリックシンドロームでみられるいろいろの症状は脂肪に含まれるトランス不飽和脂肪酸（trans-unsaturated fatty acid）の摂取量が多い場合に現われ易い傾向が指摘されている。天然の不飽和脂肪酸は殆どシス（cis）型（二重結合に結合する異なる原子または原子団が同じ側にある）であるが，トランス型（二重結合に関して反対側にある）は主に植物性油中の飽和脂肪酸の水素化によって生じ，マーガリンなどに多く含まれている。マーガリン100g中の平均含有量は7g程度であるが，最近，トランス脂肪酸を減らす傾向があり，0.36〜13.5gと製品によって大きい差がある。トランス脂肪酸の摂取によってLDLコレステロールが増加し，同時にHDLコレステロールが減少し，心血管障害を起こす危険性が増す傾向があるとされている。世界保健機構（WHO）はトランス脂肪酸の摂取を総カロリーの1％以下にすることを勧めている。日本人の平均摂取量は1日0.7〜1.3gで，エネルギー換算で，総カロリーの0.3〜0.6％とされている。

6. 糖代謝とメタボリックシンドローム

血中のグルコース（血糖）はエネルギー源として代謝されるが，一部はグリコーゲンとして肝臓や筋肉などに蓄えられる。さらに，余分のグルコースは脂肪酸を経て脂肪として合成されて貯蔵される。血糖値は食後2時間程度を除いて80〜110 mg/dlの範囲に保たれ，この濃度は主にインスリンによって調節されている。血糖値が高くなる糖尿病にはインスリンが分泌されない1型とインスリンの分泌が不充分か，インスリンの作用が弱い（インスリン抵抗性）2

表Ⅶ-4　HbA1cと血中グルコース推定濃度（eAG）

HbA1c（%）	eAG（mg/dℓ）	eAG（mmol/ℓ）
5	97（76〜120）	5.4（4.2〜6.7）
6	126（100〜152）	7.0（5.5〜8.5）
7	154（123〜185）	8.6（6.8〜10.3）
8	183（147〜217）	10.2（8.1〜12.1）
9	212（170〜249）	11.8（9.4〜13.9）
10	240（193〜282）	13.4（10.7〜15.7）
11	269（217〜314）	14.9（12.0〜17.5）
12	298（240〜347）	16.5（13.3〜19.3）

（　）内には平均値の信頼率95％の信頼区間を示す

型が存在する。1985から2000年までの15年間の調査（九州大学）によって2型糖尿病および空腹時の血糖値が115mg/dℓ以上の人ではアルツハイマー病（認知症），がん，脳梗塞，心筋梗塞に罹患する危険性が高くなることが報告されている。

　糖尿病の診断には血糖値が測定されるが，空腹時とグルコース75gを経口摂取後2時間後の血糖を測定し，次の値を基準にしている。

	空腹時（mg/dℓ）	2時間後（mg/dℓ）
正常	110未満	140未満
境界	126未満	200未満
糖尿病	126以上	200以上

　最近は血糖値よりも，次に述べる糖化ヘモグロビン（HbA1c）の値が重視されている。タンパク質が糖化（glycation）されると代謝で処理するのが難しい終末糖化産物（advanced glycation endproduct, AGE）を生ずるが，この糖化反応は酵素を介さずに起こり，メイラード反応（Maillard reaction）と呼ばれている。AGEは老化と共にいろいろの細胞で蓄積してくる傾向があるが，特に血糖が高い場合に促進され，さらに，メイラード反応の過程で生じる活性酸素の作用も加わって，心血管，腎臓，脳などに病的変化を起こす要因になっている。

　成人のヘモグロビン（hemoglobin A, HbA）は2本のα鎖，2本のβ鎖から成り，β鎖の一部は赤血球内でアミノ基が糖化されてグリコヘモグロビン（glycohemoglobin, HbA1）に変化する。ヘモグロビンをクロマトグラフィーで分析すると，分子の移動速度の差から，速い順にA0，A1a，A1b，A1cに分けられるが，A0は糖化されておらず，A1は糖化されていて，HbA1aではフルクトース1,6ビスリン酸が，HbA1bではフルクトース6リン酸が，HbA1cではグルコースが結合していることによる。したがって，血糖値を調べる臨床検査ではHbA1cが測定されている。正常の血液ではHbA0が約90％，HbA2（α鎖2本，δ鎖2本）

表Ⅶ-5 HbA1c の（%）と（mmol/mol）単位の関係

JDS（%）	IFCC（mmol/mol）
4.0	24.5
5.0	35.3
6.0	46.1
6.5	51.5
7.0	56.8
7.5	62.2
8.0	67.6
9.0	78.4
10.0	89.2

が約 2～2.5%，HbF（α鎖2本，γ鎖2本の胎児型）が約 0.5%，HbA1 が約 7%（HbA1c は 4～6%）含まれている。

HbA1c（%）の値に対応する血糖値は表Ⅶ-4 で示すように，かなりのばらつきがあるが，その推定平均血糖値（estimated Average Glucose, eAG）は eAG（mg/dℓ）= 28.7 x HbA1c − 46.7 で求められる。グルコースの分子量は 180 であるので，mmol/ℓ の単位では eAG（mmol/ℓ）= 1.59 x HbA1c − 2.59 で求められる（表Ⅶ-4）。

HbA1c の濃度は血液中のグルコース濃度（血糖値）に依存しているが，糖化の速度は非常に遅いので，HbA1c の濃度は赤血球の寿命（約 120 日，4ヶ月）の影響を受け，4～8 週間（1～2ヶ月間）の平均的な血糖値を反映するとされている。この濃度を全 Hb（HbA）濃度との比率（%）で表わし，6.5% 以上を糖尿病の診断基準としている。しかし，この値は測定法で少し異なるので，国際的な比較には厳密性が欠けている。このため，2010 年以降は HbA1c 濃度を国際臨床生化学学会（International Federation of Clinical Chemistry, IFCC）の基準で表わすようになっている。この基準では HbA1c を Hb の β 鎖の N 終末のバリンにグルコースが結合した β N-1-deoxyfructosyl-hemoglobin としてその量を正確に測定し，HbA0 との比を mmol/mol 単位で表わすことにしている。

日本糖尿病学会（Japanese Diabetes Society, JDS）の HbA1c（%）と IFCC（mmol/mol）の関係は IFCC（mmol/mol）=［JDS（%）− 1.73］x 10.787 で求められ，表Ⅶ-5 で示されるような値になる。

アメリカでは HbA1c（%）は米国糖化ヘモグロビン標準値（National Glycohemoglobin Standardization Program, NGSP）で表わされるが，測定法の違いから日本での JDS（%）と少し異なっていて，IFCC は IFCC（mmol/mol）=［NGSP（%）− 2.15］x 10.929 で求められ，これから求められる IFCC の値は JDS（%）に対応する値よりも大きく，4% ではその差は約 20% であるが，血糖値が高くなると差が小さくなって，10% では IFCC の値は 4% 以下の差になる。

7. 食欲制御物質

肥満は食事による栄養（エネルギー）の摂取量が運動や熱産生などによるエネルギーの消費より多いために脂肪が蓄積する結果であるが，これらには食欲や代謝に影響を与える数多くの

要素が複雑に影響し合っている。食欲は視覚，嗅覚，あるいは気分などの影響を受けるが，視床下部の食欲中枢の興奮性が消化管からの神経を介して影響を受けたり，血液中のグルコースを含む数多くの物質（主にペプチド）で変化したりする結果である。これにはそれらの物質に対する受容体を持つ数多くのニューロンの活動が複雑にからんでいる。動物における脳の電気刺激や破壊実験から外側視床下部に摂食中枢が，腹内側核に満腹中枢があるとされていたが，最近，かなり複雑な結果が得られてきている。

表Ⅶ-6には食欲を促進する物質と食欲不振を起こす物質を含む，あるいは分泌する主な部位を示しているが，これらは主にラットやマウスで得られた結果であって，物質によっては数ヶ所に存在し，それらの間には神経連絡があり，これらの作用は摂食後の時間や肥満の程度などで差がみられたりして複雑である。さらに，動物とヒトとで作用が異なっているとの報告もなされている。

食欲を増す（空腹感を起こす）物質は摂食量を多くし，エネルギーを蓄積する同化作用（anabolism）を持ち，肥満を起こし，睡眠を起こす傾向を示す。一方，摂食中に満腹感を起こして食欲を抑える物質は身体や脳の活動（代謝）を活発にし，エネルギーを消費して熱産生を高める異化作用（catabolism）を示し，覚醒状態を保つ傾向がある。これらの物質には食事毎に効果が現われて各摂食量に影響を与える短期的な作用と，生活習慣的に摂食の量に影響を与えて体形の変化（肥満や痩せ）を起こしてくる長期的な作用がある。

A）食欲促進物質（orexigenic substance）

ⅰ）視床下部弓状核（arcuate nucleus of hypothalamus）には neuropeptide Y（NPY）および agouti-related protein（AGRP）が存在している。これらのペプチドを含むニューロンはほぼ同じ作用を示し，グルコース濃度の低下や胃粘膜から分泌されるグレリン（ghrelin）で興奮して空腹感を起こすが，逆に，グルコース濃度の上昇，脂肪組織から分泌されるレプチンおよび膵島から分泌されるインスリンさらに消化管粘膜のL型内分泌細胞から分泌される peptide YY（PYY）では抑制され，食欲が抑えられる。これらの作用には弓状核と神経連絡のある傍室核（paraventricular nucleus）も関与している。AGRP は野鼠色（agouti）を決める遺伝子と関連して名付けられ，馬の毛色に関して研究され，メラニン細胞刺激ホルモン（melanocyte-stimulating hormone, MSH, melanocortin）の受容体に拮抗作用を示す。

ⅱ）外側視床下部（lateral hypothalamus）にはオレキシン（orexin, 別名 hypocretin）および melanin-concentrating hormone, MCH が存在している。これらのペプチドを含むニューロンは血中のグルコース濃度が低下すると興奮して空腹感を起こすが，摂食によって生じる消化管からの求心性副交感神経の活動およびグルコースおよび分泌される消化管ホルモンによって抑制されるので，これらのニューロンの食欲促進作用は一過性である。マウスの脳切片での実験で，オレキシンニューロンはグルコースの濃度を高めると抑制されるが，MCH ニューロンは逆に興奮するという結果も得られている。局所的に与えた MCH は外側視床下部には作用せ

表Ⅶ-6 食欲調節物質および分泌部位

食欲促進物質（orexigenic substance）

neuropeptide Y（NPY）, agouti-related protein（AGRP） 　視床下部弓状核（arcuate nucleus of hypothalamus）
orexin（hypocretin）, melanin-concentrating hormone（MCH） cocaine and amphetamine regulated transcript（CART） 　外側視床下部（lateral hypothalamus）
ghrelin 　消化管粘膜（gastrointestinal mucosa）

食欲抑制物質（anorexic substance）

melanocyte-stimulating hormone（MSH, melanocortin） lipotropin, pro-opiomelanocortin（POMC） 　視床下部弓状核（arcuate nucleus of hypothalamus）
neuromedin U（NMU） 　室傍核（paraventricular nucleus）
leptin 　脂肪組織（adipose tissue）
peptide YY（PYY）, glucagon-like peptide-1（GLP-1） obestatin, oxyntomodulin（enteroglucagon） cholecystokinin（CCK） 　消化管粘膜（gastrointestinal mucosa）
glucagon, pancreatic polypeptide, amylin 　膵臓（pancreas）

ず，弓状核で摂食が亢進するという報告もなされている．オレキシンは消化管のニューロンや粘膜にも存在し，消化器の機能にも関与している．

　外側視床下部には cocaine and amphetamine regulated transcript（CART）も存在していて，動物では食欲抑制作用をもつとされるが，ヒトでは MCH と共存し，食欲促進作用をもつ可能性が指摘されている．

　ⅲ）消化管粘膜（gastrointestinal mucosa）に存在するグレリンは主に胃粘膜から空腹時に分泌されて食欲を促進するが，これには血行と求心性神経を介した弓状核の NPY および AGRP のニューロンへの作用が重視されている．グレリンの血中濃度はグルコースや脂質が吸収されてくると低下してくる．グレリンは成長ホルモンの分泌を促進させる作用ももっている．

B）食欲抑制物質（anorexic substance）

　ⅰ）視床下部弓状核には pro-opiomelanocortin（POMC）および MSH が存在している．POMC は MSH の前駆物質で，MSH には副腎皮質刺激ホルモン（ACTH，コルチコトロピン corticotropine ともいわれる）および3種の MSH（α-, β-, γ-MSH）が含まれる．これらの

MSH は 5 種類の中の特定の受容体（MC1R, MC2R, MC3R, MC4R, MC6R）と反応して，それぞれの作用を引き起こす。α-MSH は MC4R と反応して食欲を抑制する。AGRP は MC4R で α-MSH と拮抗して α-MSH の作用を抑える。ヒトの肥満で POMC，MSH，あるいは MC4R に遺伝的異常がある例が報告されている。

ⅱ）室傍核（paraventricular nucleus）に存在するニューロメディン U（neuromedin U, NMU）は弓状核，さらには脂肪組織にも存在し，食欲を抑制して代謝による O_2 消費や熱産生を高める作用がある。オランダの成人とチェコの小児で NMU の遺伝子の異常がある肥満症の存在が報告されている。NMU と似た分子で，同じ受容体に作用するペプチドがラットの視交叉上核（suprachiasmatic nucleus）に存在し，存在する核の名からニューロメディン S（NMS）と呼ばれ，NMU より強い作用を示すことが認められている。

ⅲ）脂肪組織から分泌されるレプチンの血中濃度は脂肪蓄積に比例し，食事の摂取量を抑え，脂質代謝を促進する傾向を示すので脂肪量を減少させるように働き，絶食するとレプチン濃度が低下して空腹感が強くなる。レプチンは視床下部に作用し，食欲を抑制する POMC, α-MSH, NMU ニューロンを興奮させる一方，長期にわたる作用として，食欲促進性の NPY, AGRP, オレキシン，MCH ニューロンを抑制する。レプチンは長期的な作用が主であるが，短期的な作用もあり，この作用は次に述べる消化管から分泌される CCK, PYY, OXM を介している。

ⅳ）消化管粘膜にはコレシストキニン（cholecystokinin, CCK），peptide YY（PYY），インクレチン（incretin），oxyntomodulin（OXM）が存在し，食事によって栄養物が消化され始めると，消化管粘膜細胞からこれらのペプチドが分泌される。これらは消化液の分泌，消化管の動きなどを抑え，さらに，血行や求心性の神経を介して視床下部の NPY および AGRP ニューロンを抑制し，POMC ニューロンを活性化して食欲を抑える。インクレチンには粘膜中の K 細胞から分泌される glucose-dependent insulinotropic peptide（GIP）と L 細胞から分泌される glucagon-like peptide-1（GLP-1）が含まれる。

CCK は膵臓から消化液を分泌することでよく知られているが，消化管の機能や食欲を調節する作用をもつ。PYY は PYY（1-36）と PYY（3-36）に分かれるが，後者の作用が主役を演じている。肥満の人では空腹時の PYY や GLP-1 の血中濃度が低く，食事によるこれらの濃度の増加の程度が弱い。GLP-1, OXM は摂食量に比例して分泌されるが，分解されるのが早いので作用時間は短い。

ⅴ）膵臓からはインスリン，グルカゴン，pancreatic polypeptide（PP），アミリン（amylin）が分泌される。膵島（ランゲルハンス島）の B（β）細胞から分泌されるインスリンはグルコースの血中濃度（血糖）が高まると分泌され，グルコースの肝臓，筋肉や脂肪組織への取り込み，グリコーゲンの蓄積を促進して，血中濃度を低下させる。インスリン濃度は血糖と相関し食欲を抑えるが，この作用には視床下部を含むかなり広範囲の中枢が関与しているとされている。空腹時のインスリン濃度はレプチン濃度と相関していて，同じ食事でも肥満の人の方が

食後のグルコース，インスリンの血中濃度が高くなるという結果が得られている。A（α）細胞から分泌されるグルカゴンは，インスリンと逆に肝臓などに蓄えられているグリコーゲンの分解を促進して，血中のグルコース濃度を高める。

インスリンはグルコースの静注より同じ量の経口投与の方が多く分泌される。これは食後に腸粘膜から分泌されるホルモンのインクレチンのインスリン分泌の促進作用によるとされ，糖尿病の患者ではGLP-1の分泌が少ないと報告されている。

PPはPP細胞から，アミリンはインスリンと同じB（β）細胞から分泌され，摂食中に分泌が促進され，満腹感を起こして食事量を制限する。血中濃度は食後2時間程度高く保たれている。3日間の絶食によってアミリン濃度は67％に減少し，PP濃度は変化しないという結果が得られている。アミリンはNPYの食欲促進作用を抑制するが，ヒトでの作用はあまり強くないとされている。

8. 高血圧（Hypertension）

メタボリックシンドロームでは，肥満以外に中性脂肪，血圧，血糖の値が重視される。血圧はいろいろの要素で高くなってくるが，一般には50歳以降，年齢と共に高くなり，肥満を含め生活習慣によって影響を受ける。

A）血圧測定

血圧は血管の内圧で，心室から拍出される血液量，心筋の収縮，弛緩による急激な圧の変動，血管の容積，弾力性，形状などによる循環抵抗の変動などで複雑な影響を受ける。このため，血圧は測定部位によって著しく異なる。血圧は通常上腕で，血管壁に加えた圧の影響で生ずる血液による壁の振動を利用して間接的に測定され，水銀の高さ（mmHg，1気圧：760mmHg）に換算して表わす。上腕に巻いた圧迫帯（カフ，cuff, manchette）の圧を高めて血管を圧迫して血流を止め，次第に圧を低めて血行が開始した時発生する血流や血管の振動による音（コロトコフ，Korotkov, Korotkoff音）を聴診器で，あるいはカフ内の空気の振動を電気信号に変える装置を用いて測定する。この時の圧（第1点）を収縮期血圧（systolic pressure，または最高血圧）としている。カフ圧を次第に低めて行くと振動が最大に達し（第2点），その後一度小さくなるが，再度大きくなり（第3点），急に弱くなって（第4点），消失する（第5点）。拡張期血圧（diastolic pressure，または最低血圧）を第4点とする意見もあるが，一般には第5点としている。第4点と第5点の差は5mmHg程度である。血管に外圧が加わらなくなると，血流に渦が発生しないので，血管壁の振動も消失する。心臓が弛緩して大動脈弁が閉じ，血圧が次第に低下していく途中で次の収縮が始まる。したがって，測定される最低（弛緩期）血圧は心拍動の間隔（脈拍数）と血圧が低下する速度（血管の弾力性などに

影響される)に依存する。

　血圧はいろいろな条件で変動し易く,測定値の信頼性に問題が含まれる。通常,安静時に2～3回,2分程度の間隔で測定して平均値を求めることが望ましい。通常は正常血圧であるのに,白衣を着た医師の前で測定すると血圧が上昇する白衣高血圧も存在する。血圧には概日変動(サーカディアンリズム)があり,午後3～4時頃に最も高くなることが多いが,起床後に最も高い早朝高血圧を示す人達もいる。

B) 高血圧の基準

　発表されている基準にある程度の差がみられるが,日本高血圧学会では血圧の基準を次のように定めている。

	収縮期血圧 (mmHg)	拡張期血圧 (mmHg)
最適血圧	120以下	80以下
正常血圧	130以下	85以下
正常高値血圧	130～139	85～89
Ⅰ度(軽症)高血圧	140～159	90～99
Ⅱ度(中等度)高血圧	160～179	100～109
Ⅲ度(重症)高血圧	180以上	110以上

C) 高血圧の発生機序

　高血圧は特別な病気を伴わない本態性高血圧(primary hypertension)と腎疾患,糖尿病を含む内分泌疾患などを伴っている二次性高血圧(secondary hypertension)に分けられる。本態性高血圧はメタボリックシンドロームや遺伝的素因などと関連していて,大部分の高血圧を占めている。肥満になると脂肪組織からいろいろのサイトカインが分泌されて,血圧を高める傾向があるが,食塩の過剰摂取との関連が指摘されている。

食塩(NaCl)の過剰摂取

　体液(細胞外液)や血漿に含まれる物質の中でNaイオン(Na^+)の濃度が最も高く,浸透圧への関与が非常に大きく,この濃度は浸透圧を調節する視床下部-バゾプレッシン(抗利尿ホルモンADHともいわれる)系,および体液量を調節するレニン-アンジオテンシン-アルドステロン(renin-angiotensin-aldosterone, RAA)系,さらに,血圧を下げる作用を持つ心房性Na利尿ポリペプチド(atrial natriuretic peptide, ANP)などによっても複雑に制御されている。

　食塩の過剰摂取によって血液の浸透圧が高まると,視床下部の神経細胞は喉の渇きを起こして飲水を促進し,下垂体後葉に作用してバゾプレッシンを分泌させ,血管を収縮させて血圧を高めると共に,腎臓の集合管の水の透過性を高めて,水の再吸収を促進する(抗利尿作用)。

　腎臓の尿細管内のNa^+濃度が高くなると糸球体近接装置(JGA)からレニン酵素を分泌し,

血中のアンジオテンシノジェンに作用してアンジオテンシンIを生じ，肺に存在する変換酵素によってアンジオテンシンIIに変化する。アンジオテンシンIIは血管収縮作用によって血圧を高めると共に，副腎皮質の球状帯の細胞に作用してアルドステロンを分泌する。アルドステロンは腎尿細管に作用してNa^+の再吸収を促進し，これに伴って水の再吸収も促進して体液（循環血液量）を増加させる。

このような作用から，食塩の過剰摂取は高血圧を起こす傾向があり，食塩の摂取量と高血圧の間には統計的に相関が見られている。日本人は欧米人に較べて食塩の摂取が多く，健康についての関心が高まって来ている影響もあって次第に減少傾向はみられるが，最近の統計では1日の食塩摂取の平均値は男性で11.9g，女性で10.1g程度の値（国民健康・栄養調査2008年）が得られて，さらなる減少が期待されている。食塩摂取に対する感受性には差があり，減塩の効果が殆ど見られない人があることが知られている。

VIII 老化 (senescence)

　成熟期以降，加齢に伴う心身機能の低下を通常「老化」と呼んでいる。白髪化や皮膚のしわの増加などの外観的老化，神経-筋，心肺，腎，視覚，聴覚などの生理機能の低下を含め，内分泌系および免疫系の機能も歳と共に次第に衰えてくる。老化の進む速度は遺伝的素因と環境要因（摂食の質および量や運動の程度による肥満度，喫煙や飲酒などのいわゆる生活習慣や知的活動，社会活動，精神的ストレスなど）によってかなりの個人差がみられる。

　生きている間は多くの物質が絶えることのない化学反応によって変化しながら，細胞間，組織間，臓器間の機能の調和を保って生命を維持している。しかし，このような過程での不可逆的な変化によって，次第に回復出来ないように機能が衰えて老化が進んでいく。受精後の発生や分化の過程は，殆ど総て遺伝子のプログラムで決まっているので，個体差が少なく特定の速度で進行していくが，老化の過程は遺伝子以外の数多くの要素でかなりの影響を受けるので個体差が大きい。明確な病的症状が認められない生理的老化は少なく，何らかの疾患によって老化が加速される場合（病的老化）が多く，通常，これらを厳密に区別するのは難しい。高齢者に多い疾患とされる糖尿病，がん，動脈硬化症，高脂血症，骨粗鬆症，認知症などに関与している遺伝子が確認されつつある。

　高齢者[1]が人口に占める割合は次第に増えていて，今後もこの傾向が続くと考えられている。65歳以上の人口は1950年には総人口の4.9％に過ぎなかったが，1985年には10.3％，2009年には22.7％（男9.7，女13.0％）に達している。2009年における65～74歳の人口は1,530万人（男720万，女809.5万）で総人口（12,769万人）の12.0％を占め，75歳以上は1,371万人（男520万，女852万）で10.8％を占めると報告されている（高齢社会白書，政府刊行物サービス・センター）。

　食事を含め，生活習慣は老化の過程に大きい影響を及ぼし，種々の病的変化を引き起こす要因になっている。加齢によって代謝量は次第に減少していき運動能力も減退していくが，高齢者の筋力低下は運動不足による場合が多く，積極的な運動の維持でかなり改善され得る。さらに，精神的，身体的，社会的活動を通じての脳活動は認知機能の維持に役立っている。生理的老化では精神機能および運動機能がどのような機序で，どの程度の速度で減退していくかを明らかにすることが課題である。成長期や青年期での環境要因がその後の生活習慣，ひいては老化や寿命にかなりの影響を及ぼすことが考えられる。

---

1) 日本には，高齢者の特定の年齢（数え歳）を次のような名で呼び，祝う習慣がある。61歳 還暦，70歳 古希，77歳 喜寿，80歳 傘寿，88歳 米寿，90歳 卒寿，99歳 白寿としている。従来還暦は数え歳で61歳としていたが，最近では満60歳の誕生日として祝う傾向がある。

1. 日本人の平均余命（average life expectancy）

それぞれの年齢において，死亡率を考慮して，その後生存すると予想される年数を平均余命と言っている．10歳おきの年齢における平均余命を表Ⅷ-1に示している（厚生労働省簡易生命表，2009年）．各年齢で男性よりも女性の平均余命がかなり長くなっている．

出生児の平均余命を平均寿命と呼んでいるが，日本人の平均寿命は図Ⅷ-1に示すように次第に延びてきている．これは医療の進歩とともに，健康に対する意識が高まって，食事や運動によって健康の維持が図られている結果と考えられる．

表Ⅷ-1 日本人の各年齢における平均余命（年） （2009年）

年齢（歳）	男性	女性	年齢	男性	女性
0	79.59	86.44	50	31.51	37.70
10	69.90	76.73	60	22.87	28.46
20	60.04	66.81	70	15.1	19.61
30	50.37	57.00	80	8.66	11.68
40	40.78	47.25	90	4.48	5.86

（厚生労働省簡易生命表より編集）

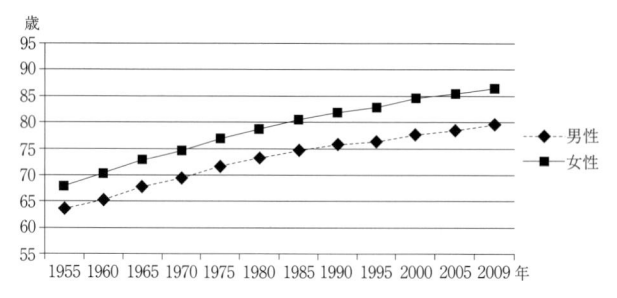

図Ⅷ-1 平均寿命の伸び

2. 健康寿命（healthy life expectancy, disability-free life expectancy, healthy life years）

自立した日常の生活活動が支障なくできなくなり，介護が必要になるまでの年齢を健康寿命と呼んでいる．健康寿命と平均寿命（出生児の平均余命）の差は男性で約7年，女性で約9年とされているが，健康寿命を出来るだけ永くするのが理想的である．2000年における日本人

の健康寿命は男性71.9歳，女性77.2歳とされている（WHO世界保健報告）。

　寿命に関係すると考えられるいくつかの遺伝子の存在が報告されているが，これらの大部分はエネルギー消費に関連したものである。代謝活動によるエネルギー消費に伴って活性酸素（次に述べる「C）活性酸素の作用」参照）が産生される結果，遺伝子が損傷されて老化が起こり，ひいては寿命の決定に結びつくことが推測されている。この考えは体重，あるいは脈拍数などから推測されるエネルギー消費が多い哺乳動物ほど，寿命が短い傾向があるという関係からも支持されている。食事を控えめに摂ること（カロリー制限）はいわゆる生活習慣病を防ぐことによって長寿をもたらす大切な要因となっている。摂取カロリーの制限は弱いストレスとして作用し，ストレスに応答する遺伝子群の活性を上昇させて代謝活動を低下させることが示唆されている。

　摂取カロリーを制限すると，フリーラジカル（後述）の産生が抑えられて老化の進行が抑えられ，寿命が延びるという結果が多くの動物で得られていて，ヒトでもその可能性が示唆されている。これに関連して細胞内に存在するサーチュイン（sirtuin）といわれるNAD（nicotinamide adenine dinucleotide，補酵素）依存性の脱アセチル酵素（deacetylase）が興味を持たれている。この酵素はヒトでは7種類が知られていて，絶食するとエネルギー補給のため肝臓に蓄えられているグリコーゲンからグルコースの産生が増し，グルコースおよび脂肪酸の代謝が増加する過程に関与している。サーチュインの産生はカロリー摂取の抑制によって増加し，ブドウ酒などに含まれているレスヴェラトロール（resveratrol）などのポリフェノールは抗酸化作用をもち，サーチュインを活性化すると報告されている。さらに，摂取するカロリーを減らすとサーチュインと共に，抗酸化作用をもつ細胞膜のコエンザイム Q_{10}（coenzyme Q_{10}, ubiquinone）も増して，加齢に伴う変性タンパク質の蓄積が減少することが報告されている。

　カロリー制限が長寿傾向をもたらすという結果が得られているが，一方，「Ⅶ　成人期　4. 脂肪蓄積（肥満症）」で述べたように，BMIが25以上の肥満だけでなく，21以下でも死亡率が高くなり，痩せ過ぎ（BMI 19以下）では死亡率が2.26倍となっているとの報告もあるので，これらの問題については更に検討すべきである。

3. 細胞の老化

　我々の体は60兆（60×10^{12}）程の細胞で構成されているが，これらの細胞もそれぞれの寿命，老化，あるいはいろいろの傷害によって機能が衰え，遅かれ早かれ死を迎える。健康な成人においても血液，小腸粘膜，皮膚などで死ぬ細胞の数は1日に100億（10^{10}）にも達し，これらは新しい細胞で補充されている。しかし，生命を維持している重要な組織の細胞の分裂が加齢に伴って減少し，再生能力が低下し，組織や臓器の機能が衰えてくると個体は老化してきて，最終的には死がもたらされる。

細胞の老化の原因には，遺伝的に組み込まれたプログラムに従って次第に機能の低下が進行する機構と，種々の障害因子によって遺伝子の核酸が変化して異常タンパク質が生じたりして機能が変化し，あるいはいろんな要素でタンパク質が変性することによって老化が進み死を迎えることとが考えられる．

　寿命の長い細胞には，処理できない代謝産物，例えば老化色素ともいわれる不飽和脂肪酸の過酸化によって生じる黄褐色のリポフスチン（lipofuscin）などが次第に蓄積してくる傾向がある．その結果，ミトコンドリアの機能が衰え，充分なエネルギー供給が出来なくなり，さらに後で述べるように，活性酸素の産生が増してきて細胞の死を招くようになってくる．

　細胞の多くの機能は細胞内の酵素系を介した反応によって支えられていて，この反応は細胞内 Ca^{2+} 濃度で制御されているものが多い．個体の老化に伴って骨格筋，心血管，神経などを含め，いろいろの種類の組織の機能が衰えたり病的変化が起こったりしてくるのは，これらの組織細胞内 Ca^{2+} 濃度の制御機能低下が要因になっているとの見解も出されている．

　細胞の代謝を抑制するインスリン様成長因子（IGF-1）は，老化による寿命を決める過程に関与している可能性が示唆されている．IGF-1 はソマトメジン C（somatomedin C）とも言われ，主に肝臓で作られるが，軟骨を含め多くの組織に存在し，成長ホルモン（GH）で産生が促進され，GH の作用は IGF-1 を介しているとされている．歳をとると GH および IGF-1 の産生が減少し，筋肉の衰え（筋減少症 sarcopenia）や認識などの脳機能の低下を起こしてくるとされている．さらに，血管内皮の一酸化窒素（NO）の産生を含めた機能を低下させ，動脈硬化に関与している可能性も示唆されている．食欲および GH 放出を促進する作用をもつグレリンの胃粘膜からの分泌が老化によって低下するために，GH および IGF-1 の放出が減少する可能性が考えられている．

　細胞の分裂回数には，後で述べる染色体のテロメア（telomere）の長さで規定されるような限界がある．細胞の種類によって大きな違いはあるが，この限界に近づくことを分裂老化といい，分裂できなくなるまでの期間を分裂寿命（replication life span）といっている．このような機構は遺伝子に細胞死のプログラムが組み込まれていることによるが，これは生物に遺伝子を介する有性生殖の機構が発現したことに伴って現われたと考えられている．

　加齢に伴っていろいろの遺伝子がメチル化される傾向があり，老化との関連が推測されている．細胞膜などを構成している脂質は酸化されて，反応性に富んだいろいろの物質が作られる．この中にはプロスタグランジンのように重要な働きをする物質もあるが，タンパク質や核酸などを傷つける過酸化脂質もあり，老化や疾病などの病態に関わることが明らかになってきている．変性したタンパク質は分解されて処理され得るが，総ての細胞内に存在するユビキチン（ubiquitin）というタンパク質がまず異常タンパク質に結合する．この結合したタンパク質はプロテアソーム（proteasome）の酵素によって分解され，ユビキチンは再利用され，タンパク質の方は他の酵素によってアミノ酸まで分解される．このような処理過程は遺伝子の転写，細胞分裂，臓器形成，コレステロールの代謝，炎症反応，免疫過程，腫瘍の抑制などに関与し

ている。プロテアソームの活性は加齢によって低下してくる傾向がある。

　老化が非常に早く現われるマウスが見つけられ，老化に関わる老化抑制遺伝子はクロトー（klotho gene）と名付けられた（黒尾及び鍋島，Nature 390, 45-51, 1997；酵素，43, 662-668, 1998）。クロトー遺伝子の名前は生命の糸を紡ぐギリシャ神話の女神から名付けられた。このクロトー遺伝子は主に腎臓の遠位尿細管と脳の脈絡叢の細胞に発現されていて，この異常によって血中の活性ビタミンD_3（$1,25(OH)_2D_3$）が増加し，CaおよびP代謝の異常が起こってきて，老化過程と関連していると考えられている。一般に，ビタミンDは骨形成などに重要な働きがあり，骨粗鬆症などとも関連してその補給は大切であるが，異常クロトー遺伝子によってビタミンDが過度に高濃度になると，軟組織のCa沈着（石灰化）による動脈硬化や骨端部のCa沈着，骨幹部の骨密度の低下を起こして骨粗鬆症を発症したり，いろいろの組織や臓器の萎縮などによって老化が促進されたりするようになる。クロトー遺伝子と相同の遺伝子はヒトにも存在している。Ca濃度の恒常性維持と老化との関係は興味ある問題であり，今後，ヒトでの老化との関連が明らかにされることが期待される。なお，最近，CaとビタミンDの摂取が多く日光を多く浴びる人は大腸がんになり難い傾向があるという報告があり，Caはがん細胞を抑制する作用がある可能性が考えられている。

A）体細胞の分裂能による分類

　細胞の集団である組織は細胞分裂の能力によって次のように幾つかの種類に大きく分けられている。生殖細胞は非常に分裂能が高いが，体細胞は分裂能の差で次のように分けられている。

ⅰ）増殖性分裂細胞群

　組織の中に幹細胞を含み，一定の細胞分裂の後に死滅していく細胞からなり，幹細胞の分裂によってそれらの細胞が補充され，組織の機能が維持されている。この群には骨髄芽細胞，表皮の基底細胞，消化管上皮などが含まれる。

ⅱ）分化性分裂細胞群

　細胞分化の途中の段階にあり，それぞれ特定の細胞に分化していく。骨髄細胞，神経芽細胞，筋芽細胞などが含まれる。

ⅲ）可逆性分裂終了細胞群

　傷害を受けた場合，その部位の組織を補うために分裂を始めて増殖し，臓器を修復する機能をもち，肝細胞，腎細胞，平滑筋細胞などが含まれる。赤血球，白血球もこの細胞群に含まれるが，骨髄細胞から常に補充されている。

ⅳ）固定性分裂細胞群

　発生過程や発育過程において，非常に早く最終的な分裂を終え，一生にわたって機能を維持し続ける細胞で，神経細胞，骨格筋細胞，心筋細胞などが含まれる。これらの組織にも非常に僅かながら幹細胞が存在し，条件によってはある程度死滅した細胞の補充がなされる場合があ

るとされている。

B）細胞老化とテロメア（teromere）

ヒトの体細胞には46本の染色体が含まれているが，それらの両端（92ヶ所）にはテロメアと呼ばれ，G-C, G-C, G-C, T-A, T-A, A-Tの配列が数百から数千回繰り返された環状（ループ）の部分が存在していて，活性酸素などの作用で切断されたDNAが染色体の末端に結合するのを防ぐ役割をもっている。テロメアは細胞分裂のとき，DNAがコピーされる毎に少しずつ短くなり，この長さがある限度に達するとループを作れなくなり，異常なDNA末端として認識され分裂できなくなってくる。この短縮が加齢に伴う細胞の老化の指標と考えられていて，ある程度以上に短くなると細胞の死をまねく可能性がある。分裂する能力が次第に無くなることを細胞老化，分裂できなくなることを分裂寿命と呼び，この寿命に達した細胞を老化細胞と呼んでいる。細胞の老化は細胞内にDNAの合成を抑制するタンパク質（senescent cell derived inhibitor of DNA synthesis 1, Sdi1; p21^{sdi1} とも表わされる）が増加してくるために細胞の分裂が起こり難くなることによっても起こるとされている。

DNAの短縮は，テロメアを延長する酵素のテロメラーゼ（telomerase）によってある程度修正され，分裂寿命が伸ばされている。細胞の活性が高い生殖細胞や胚性幹細胞（ES細胞）ではテロメラーゼ活性が高く，分裂を繰り返してもテロメアの長さが補正されて，その長さがかなり維持されている。再生系組織である造血組織や上皮組織の幹細胞でも，ある程度のテロメラーゼ活性があり，長期間の分裂を可能にしている。しかし，多くの体細胞では，胚細胞が分化していろいろの組織や臓器が形成されていく過程で，テロメラーゼは次第に発現しないようになってきて分裂毎にテロメアの短縮が始まってくる。

テロメアの長さは細胞の種類によって異なり，長いテロメアを持つ細胞ほど長い分裂寿命をもつ傾向がみられる。神経細胞や骨格筋細胞は殆ど分裂しないので，テロメアは殆ど短縮しない。しかし，他の多くの種類の組織の細胞では年齢と共にテロメアの短縮が認められている。このため，歳をとるにつれて分裂寿命に達する細胞が増し，これらの細胞を含む組織の増殖や再生の能力が衰えてくる。このような変化が免疫系や内分泌系などに起こると，生体調節系の機能が不充分になって，老化に伴う機能低下や疾患が生じる要因になることが考えられる。

85歳以上（平均89.8歳, n = 598）を対象とした調査ではテロメアの長さの偏差が大きく，病気の発症や死亡率との関連はみられなかったと報告されている（英国での調査, 2005年）。一方，双生児2,401人（女性2,152人，男性249人）で白血球のテロメアの長さについて調べた結果では，身体活動の最も盛んな人（7,100塩基対）と最低の人（6,900塩基対）では200塩基対の差があり，喫煙や肥満と共に，運動不足はテロメアを短くし得ると報告されている（英国での調査, 2008年）。

テロメアの短縮は細胞分裂に伴うだけでなく，活性酸素，放射線，化学物質などによってテロメアの塩基配列が変化するとテロメアの機能が失われ，分解されて短縮してしまう。さら

に，DNA は活性酸素，放射線，有害化学物質などによって直接的に損傷を受けて切断される結果，細胞の機能が障害される可能性がある。活性酸素は抗酸化物質によって効率良く消去され，DNA の障害はテロメラーゼによってある程度修復されている。しかし，DNA の修復が充分できないような場合には，分裂できなくなって細胞機能の低下によって老化が進み，このような過程は早期老化と呼ばれている。さらに，細胞機能が低下すると特定の遺伝子群を発現させることによって細胞内を破壊して，マクロファージの貪食作用で処理してしまう。この過程をアポトーシス（細胞死，「I　胚子の発生　15．細胞死（アポトーシス）」参照）とよんでいる。

c）活性酸素の作用

酸素（O）は原子核の周りの内側の軌道に2個，外側の軌道に6個の電子が存在している。外側の軌道の4個は対をなしているが，残りの2個は1個ずつの不対電子となっている。不対電子は他の原子や分子の電子と対になろうとする傾向が強いために反応性が強く，不対電子をもつ原子や分子をフリーラジカル（free radical 遊離基）とよんでいる。酸素原子の不対電子が2個の水素（H）の電子と対を作れば安定した水分子（H_2O）となる。酸素分子（O_2）はそれぞれの原子の1個の不対電子が対を作って安定化しているが，2個の不対電子が残っている（三重項酸素とよばれる）。不対電子が2個存在する方が1個存在する場合よりも活性は弱い。O_2 の2個の不対電子が2個の水素（H）と対となったものが過酸化水素（H_2O_2）である。過酸化水素は不対電子を含まないが，ヒドロキシルラジカル（hydroxyl radical, HO·または·OH）を生じ易く，SH 基をもつ有機化合物などを酸化する性質が強いので通常活性酸素として扱われている。

O_2 分子に1個の電子が取り込まれて，1個の不対電子のみになるとスーパーオキシド（superoxide, O_2^-，二重項酸素で，スーパーオキシドアニオンともいわれる），あるいは O 原子に1個の H 電子が入り込んでヒドロキシルラジカルという反応性の高い活性酸素が生ずる。O_2 分子の一方の不対電子が光エネルギーで励起されて他方の不対電子の軌道へ移って対になれば，不対電子は存在しないが非常に不安定な一重項酸素（$^1O_2$, singlet oxygen）と呼ばれる状態になる。

以上の一重項酸素，スーパーオキシド，ヒドロキシルラジカル，過酸化水素が狭義の活性酸素とされているが，活性酸素が不飽和脂肪酸に作用して生じた過酸化脂質（ペルオキシルラジカル peroxyl radical, ROO·，アルコキシルラジカル alkoxyl radical, RO·，ヒドロペルオキシド hydroperoxide, ROOH），さらに一酸化窒素（NO·）と次亜塩素酸（HOCl）を加えて活性酸素種（reactive oxygen species, ROS）とよばれている。活性酸素種で最も多いのは過酸化水素（10^{-8} M）で，スーパーオキシドの濃度はあまり高くないが（10^{-10}M）障害性は高く，ヒドロキシルラジカルの濃度は非常に低い（$10^{-12} \sim 10^{-15}$M）と報告されている。

ミトコンドリアで ATP が産生される過程では電子伝達系からの電子と H^+ が呼吸によって取り込まれた O_2 に取り込まれて H_2O が生じる。この過程で O_2 の1%程度は反応性に富んだ

活性酸素（スーパーオキシドラジカル，O_2^-，過酸化水素，H_2O_2，ヒドロキシルラジカル，$HO^{\cdot}$）に変化する。これらの活性酸素は白血球の殺菌作用などで大切な働きをしているが，一方では，ミトコンドリアのDNAに障害を与えてミトコンドリアの機能を劣化させ，さらに細胞膜の脂質などを酸化させるような有害な作用のため，老化や加齢的病変の原因になっている。ミトコンドリアでは電子伝達系を介して活性酸素が生じ易いので，核におけるよりもDNAの障害が起こる傾向が強い。さらに，核ではDNAの7％程度しか遺伝子発現に関与していないのに，ミトコンドリアでは総てのDNAが遺伝子として発現しているので，活性酸素による変異が起こり易い。しかし，抗酸化機構で障害が防がれ，ある程度修復機構も働く中で，ミトコンドリアは分裂増殖によって作り変えられ，そのDNAの半減期は6〜7日であるので変異を起こしたDNAは処理される可能性が高い。

　活性酸素種はDNAの障害，過酸化脂質による動脈硬化などの生活習慣病や老化，さらにはがん化などへの関与が注目されている。大部分の活性酸素は生体に備わった抗酸化物質（スカベンジャー scavenger）によって処理されているが，完全には処理できず，この活性も老化によって次第に低下していくため，細胞や組織の機能の劣化や病変が生じてくる。

　活性酸素種を処理する数多くの抗酸化物質が存在し，活性酸素種による障害が防がれている。スーパーオキシドはスーパーオキシドジスムターゼ（superoxide dismutase, SOD），ビタミンC（アスコルビン酸 ascorbic acid），ビリルビン（bilirubin）によって，ヒドロキシルラジカルはグルタチオン（glutathione），リノール酸（linoleic acid），ビタミンE（α-トコフェロール α-tocopherol），システイン（cysteine），尿酸（uric acid），β-カロテン（β-carotene）によって，過酸化水素はグルタチオンペルオキシダーゼ（glutathione peroxidase），カタラーゼ，ビタミンCなどで，一重項酸素はβ-カロテン，ビタミンE，ビタミンC，尿酸などで処理される。ビタミンEにはいくつかの型があるが，D-α-トコフェロールの活性が最も高く，不飽和脂肪酸由来の過酸化脂質ラジカルと反応する抗酸化作用をもつ。電子伝達系に関与しているコエンザイムQ_{10}は，α-トコフェロールやアスコルビン酸を還元することで脂質の過酸化を抑制する作用をもっている。

　ATPの産生に関与する電子伝達系はミトコンドリアだけでなく，細胞膜にも存在していることが1970年初期の頃から明らかにされ，活性酸素種の発生と老化との関連も含めて研究が進められてきている。

D）過酸化脂質（lipid peroxide）

　生体膜の主要成分のリン脂質に多く含まれている不飽和脂肪酸が活性酸素やフリーラジカルで酸化されるといろいろの過酸化脂質が生じ，細胞膜や細胞内の成分を傷害して生体に有害な影響を及ぼす。老化にはこれらの酸化物の蓄積，抗酸化物質の減少，修復機能の低下などが伴っている。喫煙は一酸化炭素（CO）を産生し，動脈硬化を起こす要因になる酸化したLDLを生ずる。活性酸素は老化を促進させる傾向を示すが，この過程は遺伝子の修復力や抗酸化酵

素の働きなど,種々の因子によって修飾されている。

　細胞は様々の原因で障害を受ける可能性があり,これらの障害は修復されたりアポトーシス（細胞死）によって処理されている。場合によっては悪性腫瘍（がん）を起こす場合もあり得る。TP53遺伝子で生じる転写因子（P53）は,分子量53,000の腫瘍抑制タンパク質を発現して障害細胞をアポトーシスで処理し,がん化を抑えていると考えられている。

4. 加齢による臓器の機能変化

A）循環系

ⅰ）心臓

　哺乳動物の一生における心臓の拍動数はほぼ同じく20億回程度とされていて,高心拍の動物は短命で,低心拍の動物は長命の傾向がある。1日の平均的な脈拍が65/分の人の寿命が80歳とすれば,ほぼ27億回の心臓の収縮で一生を終えることとなる。

　高齢者では興奮伝導系でのコラーゲン量の増加などによって活動電位の伝導が障害され,不整脈などの心拍動の異常が起こり得るようになる。心筋も部分的に結合組織に置き換わってきたり,心内膜の肥厚,冠状動脈の硬化による心筋への血流が減少したりする傾向がある。

　老化が進むにつれて分解によって処理されない代謝産物である色素物質（リポフッシンlipofuscin）が筋細胞内に蓄積し,次第にミトコンドリアの機能が低下し,ATP合成が減少してくる傾向がみられる。

ⅱ）血管系

　年齢と共に血圧が高くなる傾向は明らかであるが,「Ⅶ　成人期　8. 高血圧」で述べたように,高血圧には多くの要因が関係していてその発生機序は複雑である。摂取する食塩が多い人は血圧が高くなる傾向があるとの見解が多いが,食塩に対する感受性には個人差が存在している。摂取した食塩量と血圧との関係に関連して体液のNa濃度の調節機構が重視されているが,この機構に関与しているレニン-アンジオテンシン-アルドステロン（RAA）系,腎臓の尿細管細胞のNaチャネル,Na-Cl共輸送,Na-K-Cl共輸送などに関係している遺伝子の解析が進みつつあるので,近い将来,食塩摂取によって高血圧を発生する機構および遺伝的体質が明らかにされると考えられる。これに関連して,最近,Naの能動輸送（Naポンプ）を抑える内在性のウワバイン（ouabain）の関与が指摘されている。このウワバインはRAA系と交感神経の活性化を介して副腎皮質からマリノブファゲニン（marinobufagenin, MBG）と共に分泌され,Naポンプを抑制してNa利尿と血管収縮を起こして高血圧を起こす可能性が指摘されている。MBGはヒキガエル（Bufo marinus）の毒素に含まれる物質として発見されたものである。ネズミでの実験から内在性のウワバインとMBGは糖尿病の発生にも関わっている可能性があることも報告されている。

日本人の食塩摂取量は平均で1日11.2g程度で，年齢と共に増加する傾向があり，60代で最も多く，男性で1日13.5g，女性で1日12.0gとされ僅かに減少傾向にあるが，まだ欧米に比べるとかなり多い。一方，高血圧を含め，心血管疾患は健康意識の向上や医療の充実などと関連してかなり減少していて，この改善は僅かな食塩摂取の減少で説明するのは難しい。

　健康な日本人（40〜79歳の男女約4万人）を対象として，1994年から7年間，食事の差から，(1)日本食パターン（野菜，果物，魚，大豆製品海草，緑茶を多く摂取），(2)動物性食品パターン（肉類，脂肪性食品，アルコールを多く摂取），(3)乳製品，果物，野菜，低飲食パターンの3グループに分けて心血管障害による死亡率（801名の死亡）との関係が調べられた。(1)では食塩の摂取が多く，血圧が高い傾向があったが，心血管障害による死亡は，(1)のグループで最も少なく，(2)のグループで多いという報告がなされている（東北大学での調査）。

　腎臓がNaを排泄する能力は年齢と共に衰え，過剰のNa摂取によって血圧が高くなる傾向が強まる可能性が考えられる。30歳を過ぎると機能しているネフロンの数が減るため糸球体濾過量（glomerular filtration rate, GFR）が減少し始め，かなりの個人差があるが，80歳では若い時の60％以下にも低下する場合がある。一般に，歳をとっても食塩の摂取量はあまり変わらないので，低くなったGFRで体液のNa濃度を正常の値に保つためにはNa排泄の相対的比率を高くする必要がある。このために心房性Na利尿ペプチド（atrial natriuretic peptide, ANP）の濃度を高め，RAA系の働きを弱め，血圧を高めて腎血流量を増すことによってGFRの低下の影響を補っているとの考えが出されている。

　Naの摂取量以外に，肥満（BMI 25以上），運動不足，アルコール摂取，喫煙なども高血圧と関連して注目されている。動脈壁の弾力線維と平滑筋がコラーゲンに置き換わって弾性が低下し，伸展性が減少する結果（つまり動脈硬化のため），血圧が高くなってくる。

　高脂血症，高血圧，糖尿病などは動脈硬化の危険因子とされているが，これらは血管壁で活性酸素を生じさせることによって，内皮細胞や平滑筋細胞を障害する傾向がある。この結果，炎症性サイトカイン（TNF-α，IL-1など）の作用で内皮細胞の細胞膜に接着分子が現われ，流血中の血小板，好中球や単球が内皮細胞に接着するようになり，単球は血管外へ出てマクロファージに変化するようになる。血小板の粘着，凝集が促進されると血栓が形成される傾向が現われる。さらに，炎症性サイトカインは活性酸素の産生を促進して血管を収縮させ，平滑筋細胞を増殖して動脈硬化を引き起こしてくる。

　血中のコレステロールは主に低密度リポタンパク質（LDL）に含まれているが，血液中の単球がMCP（monocyte chemoattractant protein ケモカインの一種）によって血管壁に引き寄せられ，M-CSF（monocyte macrophage colony stimulating factor）によってマクロファージに変化すると，酸化LDLを貪食することで自然免疫系を活性化させ，泡沫細胞となって血管壁に入り，粥状（アテローム性）動脈硬化を引き起こす要因となる。

　動脈壁の内膜にはグリコサミノグリカン（glycosaminoglycan）が結合したタンパク質（プロテオグリカン proteoglycan）が含まれているが，その中で動脈平滑筋細胞によって産生される

デルマタン硫酸（dermatan sulfate グリコサミノグリカンの一種）と結合したものは血漿中のLDLと結合する性質をもち，アテローム性動脈硬化を引き起こす要因になっている可能性がある。

B）呼吸系

老化によって肺実質の弾性が低下すると気道抵抗が増し，さらに胸壁が硬化してくるため肺活量が減少してくる。しかし，老化の程度には大きい個人差がある。肺活量や運動時の代謝量を反映する安静時の酸素消費（体重1kg，1分当たり）の基準（仕事の代謝当量 metabolic equivalent of task, MET）は3.5mℓ/kg/分で，体重70kgでは245mℓ O$_2$/分である。運動によって最大に増加し得る量（最大酸素消費量）は測定条件によってかなりの差がみられるが，青年期の男性でMETの12.86倍（45mℓ/kg/分），女性で10.86倍（38mℓ/kg/分）との値が得られている。最大酸素消費量は20歳前後で最大に達し，加齢と共に次第に減少していき，その量は1kg，1分当たり［43.2 − (0.17 x 年齢)］の近似式で求められ，例えば20歳では39.8mℓ/kg/分（METの11.4倍），70歳で31.3mℓ/kg/分（METの8.9倍）との報告もなされている。最大酸素消費量から活発に運動する老人（METの9〜10倍），若さを保った老人（METの5〜7倍），活動性の低い老人（METの2〜3倍）に区別できるとされている。当然ながら，これらの最大酸素消費量は心臓の心拍数，拍出量に依存する単位時間当たりの最大血液循環量（酸素供給量）に依存している。

C）消化器系

高齢者では消化器の粘膜が萎縮してきて吸収効率が悪くなってくる。さらに，嚥下反射が衰えることによる誤飲によって嚥下物が気道へ入り込み，肺炎を起こす可能性があり得る。肝臓は50歳頃から血流および重量が減少し始める。酵素活性も低下してきて，薬物などの処理能力が衰えてくる。

D）腎臓

既に循環系で述べたように，ネフロンの数が減少し，80歳代になると60〜70％程にもなるとされ，それにつれて糸球体濾過量も減少する。

E）血液

初老期（40〜60歳）になると骨髄の造血組織が脂肪や結合組織に置き換わり，特に赤血球の新生能が低下してくる。赤血球の寿命（120日）には大きい変化はみられないが，代謝活性が低くなり，血球中のATPおよび2,3-ジフォスフォグリセリン酸の濃度が減少して酸素親和性が低下する。白血球ではリンパ球，特にTリンパ球の数が減少し，免疫機能が落ちてくる。これには胸腺の退化が関与していると考えられる。

F）内分泌系

　加齢と共に性ホルモンの分泌が減少し，それらの血中濃度は低下してくるが，特に女性では更年期（climacterium）以降で分泌の減少が著しい。一方，脳下垂体前葉からの卵胞刺激ホルモン（FSH），黄体形成ホルモン（LH）の分泌は増加し，これらと結合する性ホルモン結合タンパク質の濃度が上昇する傾向がある。男性では精巣から分泌されるテストステロンが減少する。

　成長ホルモン，IGF-1の血中濃度も減少する。しかし，生体の恒常性維持に深く関わっているインスリン，甲状腺ホルモン，副腎皮質ホルモンなどの分泌は加齢によって大きい変化はみられない。副腎皮質から分泌される dehydroepiandrosterone（DHEA）は抗老化やがんの抑制，糖尿病予防などの作用をもつとされるが，成人後は加齢と共に減少するとされている。男性324人のDHEAの血中濃度と約25年後の死亡率との関係を調べたところ，200μg/dℓ以上の濃度のグループでは6.6％，130μg/dℓ未満では25.6％という報告もなされている。女性では明確な結果は得られていない。

G）生殖器

　卵巣は卵細胞を蓄え発育させると共に，卵巣ホルモン（エストロジェン），黄体ホルモン（プロジェステロン）を分泌する内分泌腺であるが，45歳頃になると卵巣の機能が低下し，月経量が少なくなり，月経が不順になってきて更年期，閉経期（menopause）を迎え，排卵および黄体形成が停止するようになり，卵巣からの性ホルモンの分泌がなくなってきて，血中のエストロジェン，プロジェステロンの濃度が低下し，50歳頃には月経が停止する。その後，2〜3年間は視床下部の神経細胞から分泌される黄体形成ホルモン放出ホルモン（LHRH）の放出が増すため，FSHおよびLHの分泌が増加する。

　男性では老化が進むと個人差は大きいが，勃起の程度が弱くなり，次第に性交回数が少なくなる傾向がある。勃起を起こす血管の拡張は自律神経の伝達物質（一酸化窒素 NO）による血管平滑筋の弛緩が関与していて，この過程が男性ホルモンの減少で弱まってくる。55〜60歳以降になると男性ホルモンの減少や男性ホルモンに対する局所的な反応の変化と共に，数種の増殖因子やサイトカインなどによって上皮細胞や結合組織の増殖が起こり，前立腺が肥大してくる。

H）骨およびCa調節系

　血漿中のCaはいろいろな状態で存在し，その濃度は2.45mM程度であるが，イオン（Ca^{2+}）として遊離しているのは1.16mM（約50％）程度である（表Ⅷ-2）。Ca^{2+}は神経や筋肉細胞の細胞膜の興奮性を抑制して安定化し，筋の収縮，分泌腺からの分泌の過程に関与し，細胞内の多くの酵素系を活性化させて化学反応や代謝を制御し，さらに血液凝固因子を活性化して凝固を促進するなど数多くの非常に重要な働きをしている。

表VIII-2 血漿含有Ca量（平均的な値）

	mM	%
遊離イオン	1.16	47.5
タンパク質結合	1.14	46.0
クエン酸塩	0.04	1.7
リン酸塩	0.04	1.6
その他	0.07	3.2
総量	2.45	100

　体内のCaの約99％は骨および歯に存在し，血漿Caの補給に与かる貯蔵庫として重要な役割を演じている．さらに消化管からの吸収や腎臓から尿中への排泄を調節することによって，細胞外液（組織液）のCa^{2+}濃度は2.2〜2.6mM（4.4〜5.2mEq/ℓ，約10mg/dℓ）のほぼ一定の値（2％以下の変動範囲）に保たれている．

　図VIII-2は体内Caの主な分布と1日の動きの平均的な値を示している．食物に含まれるCa塩（塩化物，リン酸塩，シュウ酸塩など）の平均的な量は1日25mmol（1,000mg）程度で，胃酸によってCa^{2+}となって15mmol（600mg）程度が消化管から吸収されるが，消化液に含まれて12.5mmol（500mg）程度が消化管内に分泌されるので，正味の吸収量は2.5mmol（100mg）程度である．吸収されなかったCa残渣および消化管内に分泌されたCa（22.5mmol，900mg）は便中に排泄される．この図に示した値は摂取するCaの量に大きく左右され，個人差も大きく，ある程度異なった値が報告されている．この図は細胞内Ca（約1,100mg）や汗に含まれて排泄されるCa（30〜120mg/日）を省略している．

　歳をとってくると血漿Ca濃度の調節機構の働きが次第に不充分になって，骨に含まれるCa量が減少する傾向が現われ，骨折を起こし易くなり，骨粗鬆症を起こしたりしてくる．前に述べたように，ヒトと同じような老化症状を起こすマウスで老化を抑制しているクロトー遺伝子の研究がなされ，この遺伝子が活性ビタミンD_3を介したCa濃度の調節機構に関与していることが明らかにされてきている．

　ⅰ）Ca貯蔵部位としての骨

　骨の重量は主にCaの量と相関しているが，Caの総重量は平均的な値として，新生児の約30gから20歳に至る成長期までに著しく増加して，30歳頃に平均的に男性で約1,000g，女性で約800gとなる．体重70kgの成人男性では，骨格の湿重量約10kg，乾燥重量約7.2kg，灰重量約2.9kg，Ca量は約1,100gの値が得られている．その後は男女共1年当たり約1％の割合で骨量が減少してくる．50歳以後も男性では徐々であるが，女性では閉経後に1年当たり2〜3％と一過性に急速に減少し，その後緩やかに減少していく．

　ⅱ）消化管からのCaの吸収

　小腸粘膜においてCaは3つの過程で管腔側から組織液へ吸収される．⑴粘膜の刷子縁に吸

食物
1,000mg (25)

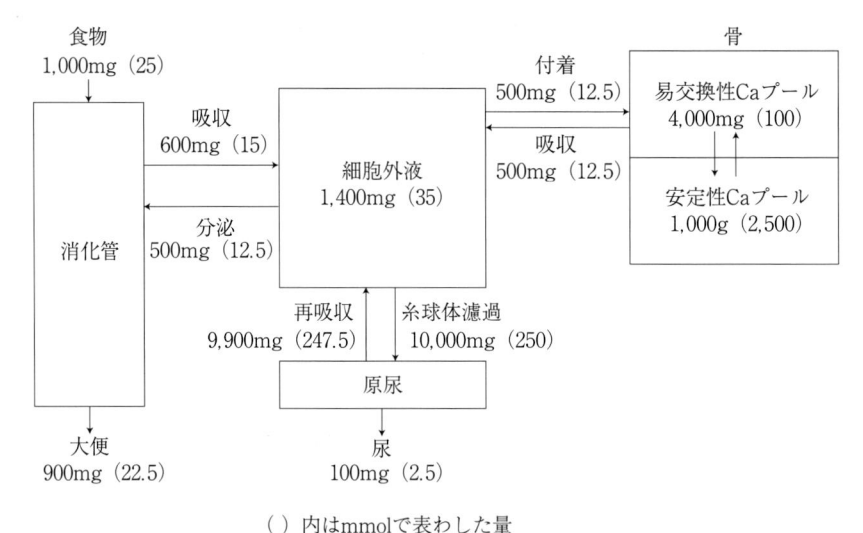

付着
500mg (12.5)

骨
易交換性Caプール
4,000mg (100)

吸収
600mg (15)

細胞外液
1,400mg (35)

吸収
500mg (12.5)

安定性Caプール
1,000g (2,500)

消化管

分泌
500mg (12.5)

再吸収
9,900mg (247.5)

糸球体濾過
10,000mg (250)

原尿

大便
900mg (22.5)

尿
100mg (2.5)

（ ）内はmmolで表わした量

図Ⅷ-2　体内Caの分布と1日の移動量（近似的な値）

着されたCa^{2+}は電気化学的勾配に従って細胞内へ流入し，側壁の細胞膜のCaポンプによる能動輸送およびNa：Ca交換過程によって組織液側へ送られる。(2)刷子縁に吸着されたCa^{2+}が細胞膜の小胞に取り込まれて細胞内へ担体によって輸送され，側壁から開口分泌される。(3)粘膜細胞の間の接着結合（tight junction）を介して，Caの濃度勾配に従って直接組織液側に移動する（受動輸送）。(1)と(2)では先ずCa^{2+}が管腔側の細胞膜のCa結合タンパク質（カルビンディン calbindin）に吸着されるが，このタンパク質の合成は活性ビタミンD_3によって促進される。

iii）腎臓による血漿Ca濃度の調節

腎臓の糸球体を通過する血液中のCa^{2+}は糸球体濾過液（原尿）中へ出て，その量は1日9〜12gにも達するが，大部分は遠位尿細管で再吸収されて血液中に回収され，残りの100〜150mg程度が尿中へ排泄される。1分間当たりの尿中Ca^{2+}排泄量は

[糸球体濾過量（GFR）x 血漿Ca^{2+}濃度] − Ca^{2+}の再吸収量/分

で求められるが，濾過されたCa^{2+}の殆ど（99％程度）が再吸収される。活性ビタミンD_3は尿細管細胞のCa結合タンパクを増加し，再吸収を増加させる。高齢者では濾過に関与する糸球体内皮細胞および基底膜の総面積（約$0.8m^2$）および濾過率の低下によって濾過されるCa量が減少する傾向がみられる。

iv）ホルモンによる血漿Ca濃度の調節

血漿Ca濃度の維持には活性ビタミンD_3（$1,25(OH)_2D_3$）および副甲状腺ホルモン（PTH）が重要な役割を担っている。これら以外にも成長ホルモン，性ホルモン，甲状腺ホルモン，糖質コルチコイドなども関与している。これらは全身的に働くが，既に述べたように骨の局所的

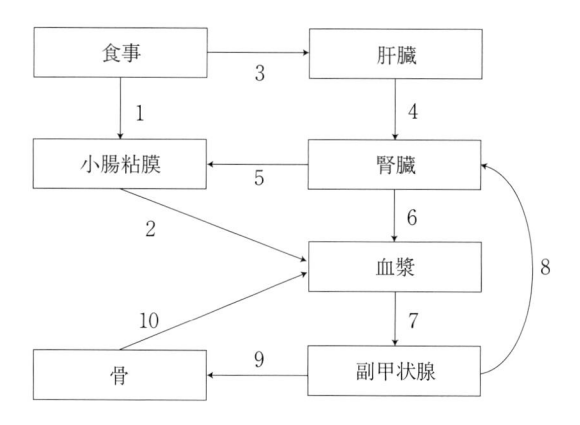

図Ⅷ-3 血漿 Ca²⁺ 濃度を高める経路

1：Ca の摂取（-）　2：消化管からの Ca の吸収（-）
3：ビタミン D の摂取（-）　4：25(OH)D₃ への変換（-）
5：1,25(OH)₂D₃ へ変換後 Ca 吸収促進（-）
6：尿細管での Ca の再吸収（-）
7：血漿 Ca 濃度低下による副甲状腺の PTH 分泌刺激
8：PTH による 1,25(OH)₂D₃ 産生，Ca 再吸収の促進
9：PTH による骨からの Ca 放出促進
10：骨から血漿への Ca 供給
　（-）は老化による減少傾向を示す

部位では数多くのサイトカインや調節因子が働いている。

　ビタミン D₃（cholecalciferol）は食事によって摂取されるが，コレステロールから生じた provitamin D₃（7-dehydrocholesterol）が皮膚で紫外線によって previtamin D₃ に変化して作られる。ビタミン D₃ は肝臓で水酸化されて 25(OH)D₃ に，さらに腎臓で水酸化されて活性ビタミン D₃ が生じる。活性ビタミン D₃ は生体内で産生されるのでいわゆるホルモンである。

　図Ⅷ-3 は血漿 Ca 濃度の調節に関与する器官およびホルモンやビタミンの作用経路，Ca の動きを示していて，老化に伴って血漿への Ca²⁺ の補給が減少してくるところを（-）で示している。血漿 Ca 濃度は副甲状腺細胞の細胞膜に存在する Ca 受容体（calcium-sensing receptor, CaSR）によって感知され，Ca²⁺ 濃度の減少により PTH の分泌が脱抑制されて血中に放出される。PTH は破骨細胞の活動を増し，骨芽細胞の活動を抑えて骨形成を抑制し，Ca を放出して血漿中の Ca²⁺ 濃度を上昇させる。さらに遠位尿細管における Ca の再吸収を促進し，腎臓での活性ビタミン D₃ の産生に関与する酵素を誘導することによってその産生を促進する。逆に，血漿 Ca²⁺ 濃度が高まると PTH の分泌が抑制される。なお，活性ビタミン D₃ は副甲状腺からの過度の PTH 分泌を抑える作用をもつ。

　さらに，血漿 Ca²⁺ 濃度が高くなりすぎると甲状腺の C 細胞からカルシトニン（calcitonin）が分泌されて破骨細胞からの Ca 遊離を抑制することによって血漿 Ca²⁺ 濃度を下げるように働く。この過程にはカルシトニンによる RANKL（「Ⅱ　胎児の発育　11. 骨形成」参照）の作用の

抑制が関与している。消化管からの Ca 吸収の抑制や腎臓からの Ca 排泄の促進の作用はあまり重視されていない。血漿 Ca^{2+} 濃度の調節はカルシトニンよりも TPH の関与の方が大きく，特に歳をとるとカルシトニンの作用は弱くなってくる。

v) 老化による骨量の減少および骨粗鬆症（osteoporosis）

骨量は一般に骨密度 [bone mineral density, g/cm^3 腰椎，股関節など特定部位で光子吸収光度法，二重エネルギーX線吸収法，あるいは定量的 CT によって推定した骨の鉱質量（g/cm^2）と骨の幅（cm）から求める] で表わされるが，20 歳代半ばに最大になった後，10 年間程は一定に保たれ，その後は年に 0.3～0.5％程度減少していく。しかし，女性では閉経期になって 5～7 年間は年に 3～5％程に減少度が増してくる。さらに，高齢者ではいろいろな身体機能の低下によっても骨吸収が骨形成よりも多くなり，骨量が減少する傾向が現われ，全身性の骨密度の進行性減少で骨格が脆弱化し，骨折を起こし易くなる骨粗鬆症を発症する可能性がある。骨量は骨表層の皮質骨（緻密骨）と内部の骨梁（海綿骨）の両方で減少する。

一般に高齢になると腎臓での活性ビタミン D_3 の産生が減少し，消化管からの Ca 吸収が低下する。この結果，血漿 Ca を補充するため副甲状腺からの PTH 分泌が増し，骨吸収が促進する傾向が現われる。加齢による運動量の減少に伴う骨に対する負荷の低下も骨芽細胞の活性化を抑え，特に栄養素やビタミンCが不足してくると骨芽細胞からの骨基質の分泌が低下し，骨基質の補充が悪くなる因子が増加して，骨量の減少を起こしてくる。コラーゲン線維の形成にはビタミンCが関与している。骨代謝の指標として骨吸収の結果尿中に含まれるⅠ型コラーゲンN末端ペプチドやデオキシピリジノリン（deoxypyridinoline）などの測定が臨床的に利用されている。

骨粗鬆症は次のようにⅠ型とⅡ型に分けられているが，特に女性では多くの場合にこれらの型が重なり合っているので，両者を明確に区別するのは難しい場合が多い。

Ⅰ型骨粗鬆症：骨形成と吸収が共に亢進するので高回転型と呼ばれているが，骨吸収の方が形成よりも多いため骨量が減少する。51～75 歳の間に発症し，女性は男性の 6 倍程多く，閉経後は骨粗鬆症を起こす傾向があるので，この型は通常，閉経後骨粗鬆症とも呼ばれている。女性では閉経期が始まると女性ホルモン（エストロジェン）の減少によって 6～7 年の間に骨量の減少が加速される。女性ホルモンの作用は主に骨芽細胞からのオステオプロテジェリン（osteoprotegerin, OPG）の産生を増加して破骨細胞の働きを抑えて，骨の吸収を制限するとされているが，骨芽細胞のアポトーシスを抑制して骨形成を維持させる作用も報告されている。OPG は RANKL の RANK（RANKL の受容体）への結合を阻害してマクロファージから破骨細胞への分化を抑制する。エストロジェンの減少によって破骨細胞が増加するという報告もなされている。男性ホルモン（テストステロン）は直接作用もあるとされているが，アロマターゼ酵素によって女性ホルモンに変換されて作用し得る。なお，性ホルモンは骨格筋に対する効果を介して骨への二次的な影響の可能性も考えられている。このような作用をもつ女性ホルモンが欠乏すれば破骨細胞への分化が亢進し，骨吸収が促進されて骨粗鬆症を発症する傾向が現

われる。

Ⅱ型骨粗鬆症：高齢者の骨粗鬆症では骨形成も吸収も低下する低回転型であるが，骨形成の減少の方が大きいので骨量が減少する。通常 60 歳以上で発症し，老人性骨粗鬆症と呼ばれ，女性は男性より 2 倍程多い。活動性の低下による骨への機械的刺激の減少の影響，さらに加齢によって活性ビタミン D_3 の産生が減少し，消化管からの Ca 吸収が少なくなることも要因になっている。

Ｉ）骨格筋

骨格筋は体重の約 50％を占めるが，骨格筋の量は運動量などで個体差が大きい。30 歳以後になると，平均的に 10 年で約 6％ずつ減少するとされている。

適切な運動や歩行は，筋収縮によって筋内血管に機械的刺激を与え，内皮細胞での NO 産生を促進することによって血管を弛緩させ，血液循環を促進するため，高血圧の予防効果が期待される。25 歳前後と 70 歳前後で骨格筋の代謝活動を測定した結果では，同じ程度の肉体的活動を続けていれば年齢と関係なく維持されるとされている。一般に，脚の筋力の方が腕の筋力よりも早く低下するといわれている。

Ｊ）中枢神経

殆どのニューロン（神経細胞）は発育の早い時期に非分裂性細胞となるため，中枢神経は他の臓器と比較して老化による機能の低下は著しくない。しかし，年齢と共に次第に脳は萎縮し，脳の重さは 70 歳で 5％程度，90 歳になると 20％程度も減少してくる。大脳皮質は 140 億程のニューロンを含むとされているが，老化の過程で毎日 10 万個（0.0007％）程度が死滅すると推定する報告もなされている。ある程度以上に減少するまで機能に著しい変化はみられないのは，ニューロンの数に余裕があることによると考えられる。さらに，ニューロン間の接合部（シナプス）の情報伝達の機能に可塑性（plasticity 形態的，機能的変化を修復する性質）があることも機能の維持に関係している。

加齢と共に次第に神経細胞のエネルギー代謝が低下する。変性したタンパク質が蓄積したりすると細胞内 Ca 濃度の制御機構が充分に働かないようになるため，神経系におけるシナプス伝達や可塑性が悪くなり，細胞の障害が蓄積してきたり血管系の障害によって脳循環が不充分になったりすると，総合的に老人に特有の機能の劣化が現われるようになってくる。老人では脳の萎縮がみられるが，多くの場合，大脳基底核で著しく，主に神経細胞の萎縮によるとされている。

中枢神経の殆どの部位のニューロンは胎児期に最終分裂が終わり，その後は分裂しないとされていたが，最近，成人でも下脳室層や海馬の歯状回の下顆粒層には神経幹細胞が存在し，条件によってはある程度新しくニューロンに分化してきて，回路網に組み込まれ得ることが明らかにされてきている。しかし，成人でのニューロン新生機能は年齢と共に低下していく。

高齢（多くの場合 40～50 歳以降）になると認識や記憶の機能が次第に衰え，認知症が現われる場合がある。これには重要な部位の小血管の循環障害による脳血管性認知症，脳の神経組織へのβアミロイドペプチドの蓄積（老人斑）を伴うアルツハイマー病，ニューロンが変性してレヴィ小体（Lewy body）が現われるレヴィ小体型の認知症，あるいはこれらが混在している認知症が含まれている。しかし，老化による記憶力などの減退の主な要因はニューロンの樹状突起（dendrite）が年齢と共に次第に失われ，シナプスの働きが悪くなり，情報の処理機能が衰えることによるとされている。

　神経細胞の障害には過酸化脂質の関与も考えられている。65 歳以上の 3,831 人を対象としたユタ州立大学の 7 年間の調査によると，過酸化脂質の産生を抑えるスカベンジャーであるビタミン C，ビタミン E，カテキンを多く摂取した人は老化による記憶力低下の程度が抑えられるという結果が得られている（2007 年）。

　老化による脳機能の低下には個人的な差がかなりあり，これは主に脳血流の減少の程度に起因しているとも考えられている。脳の機能が低下すると生活活動が制限され，寝たきりになる傾向があり，益々脳の機能が低下していくという悪循環に陥り易い。

K）感覚器官

　老化に伴い聴覚の減退（老人性難聴 presbycusis）が起こり易くなる。老人性難聴の特徴は，高周波数に対する聴力の低下が著しいことである。この原因としては耳小骨軟骨や基底膜の硬化，コルチ器官（organ of Corti）の萎縮や，血管条の萎縮の結果，血流が低下することによる代謝障害などがある。

　視覚では加齢によって水晶体（lens）の弾性が低下することによって近点が 25cm 以上に遠くなり，老眼（老視 presbyopia）になってくる。また，水晶体のタンパク質（crystalline）は多くのタンパク質と違って代謝されないので，加齢によって次第に変性して凝集・白濁し，透過性が減少してきて白内障（cataract）を起こす傾向がある。

　味覚も衰えてくるが，舌の乳頭 1 個当たりの味蕾（taste bud）の数の平均値は，若い時の 245 程から老化が進むと 88 程に減少すると報告されている。

L）皮膚

　皮膚では紫外線（波長 280～315nm）によって活性酸素である一重項酸素が生じ易い。皮膚の老化は長期的な日光の影響によって促進され，しわ，たるみ，乾燥，色素斑などが現われる。日焼けには急性反応の日光皮膚炎および炎症後の色素沈着と慢性皮膚障害である光老化現象とがある。急性反応は次第に元の状態に回復するが，光老化の症状は，真皮に存在するコラーゲンやエラスチンなどの皮膚の弾力性や柔軟性を保っている組成が，紫外線によって発生した活性酸素によって変性したり減少したりし，さらに，新しいコラーゲンの補給も不充分になり，しわやたるみを生じてくる。活性酸素で生じた過酸化脂質もこのような皮膚の症状に関

与している。毛髪は色素を失い，頭髪の抜けが多くなる。

M）免疫系

「Ⅰ　胚子の発生　16. 自己と免疫系」で述べたように，免疫にはB細胞とT細胞という2種類のリンパ球が中心的な役割を演じていて，B細胞はウイルスなどの抗原に対する抗体を産生し，液性免疫に関与する。骨髄で生じたリンパ球は胸腺でT細胞に分化し，ウイルスに感染した細胞を攻撃して処理する細胞性免疫に関与すると共に，B細胞の抗体産生にも関与している。

リンパ球で満たされた胸腺の重量は生後1年以内に最大になり，その後，年齢を追って次第に萎縮し，10歳で60％，20歳で40％，30歳で30％，60歳以降では数％になってしまう。胸腺で分化したT細胞は，末梢の脾臓やリンパ節へ移動して，定着してかなり増殖するので，免疫機能の低下は胸腺が萎縮する程には著しくない。しかし，T細胞の分裂には限度があり，加齢に伴って胸腺が萎縮していくと次第に免疫による防御能が低下し，感染に対する抵抗性が低くなってくる。

インターロイキン（IL）は主に白血球，特に免疫に関与するリンパ球で産生されるサイトカインで，IL-1からIL-13までの種類が知られていて，免疫や炎症反応などに重要な働きをしている。IL-2はT細胞を増加し，ナチュラルキラー（NK）細胞の活性を増強し，さらに，B細胞を増殖して抗体産生を増加することで免疫に関与しているが，老齢化によって次第にIL-2の産生が減少してくる。

IX 個体の死

　ヒトを含む動物は本能的な機能を基に，受精によって卵子と精子の遺伝子が合体して新しい個体（生命）を作り出している。この個体は発育し，成熟した期間内に作り出す卵子と精子から次の新しい個体を作り出し，古い個体は「死」への不可逆的な過程で処理される。この繰り返しによって生命の連続性が維持されている。このような過程は川を遡って排卵し，受精後に間もなく死を迎える「鮭」の生態に典型的に示されている。

1. 寿命（死）

　生命を維持している機能（生理機能）は神経系や内分泌系などの多くの調節過程によって細胞の周囲の組織液（内部環境）の変動を一定の範囲内に調節し，内部環境の恒常性を保つ働きである。この恒常性によって，生命の維持に必要な臓器の正常機能が保たれている。しかし，これらの機能が臓器の老化あるいは病的変化によって減退し，特に呼吸器，循環器，消化器，泌尿器の機能が生命の維持可能な限度以下に低下すると死に至る。

2. 平均寿命（average life span）

　総てのヒトは必ず死を迎えるが，前の章の「VIII　老化」で述べたように，ある年齢の人がその後生きられる年数を統計的に推定して，その歳における平均余命（average life expectancy）とし，0歳児の平均余命を平均寿命と呼んでいる。2009年における日本人の平均余命を表VIII-1に示している。

　今のところ，日本人の平均寿命は僅かに伸びていて，2006年以降では

	男性		女性	
2006年	79.00歳	世界第2位	85.81歳	世界第1位
2007年	79.19歳	第3位	85.99歳	第1位
2008年	79.29歳	第4位	86.05歳	第1位

と発表されている。

表IX-1 主な死因の死亡確率（％）

	男性			女性		
	0歳	65歳	80歳	0歳	65歳	80歳
悪性腫瘍	32.82	32.11	25.76	22.02	20.10	15.87
心疾患	15.11	15.39	16.65	21.96	22.93	24.60
脳血管疾患	9.44	9.57	10.66	14.21	14.76	15.64
肺炎	11.39	12.90	16.05	9.88	10.56	11.64
不慮の事故	2.81	2.24	1.99	1.59	1.40	1.30
老衰	0.85	0.99	1.48	3.46	3.72	4.41

（厚生労働省統計 2007 年）

　最大生存期間は限界寿命（最長寿命 maximum life span, 最大余命 maximum life expectancy）と呼ばれ，哺乳動物では性的に成熟するまでの期間の5～6倍となっている。今までに最も長く生きたとされる人は122歳（フランス人女性，1997年死亡）であり，2007年日本における最高齢は111歳の男性とされているが，最近，日本における高齢者の生存確認の不備が指摘されている。

　高齢者の死は通常，生理的とされる老衰死と，心臓疾患，血管障害（脳卒中），悪性腫瘍（がん）などと診断される病理的な死（病死），および事故死に分けられるが，老衰死の中には詳しく調べれば病理的な死がかなり含まれていると推測される。2009年の統計では老衰死は38,670人で，総死亡数（1,141,865人）の3.4％を占めていて，病死より非常に少ない。老衰死は女性（29,369人，5.5％）の方が男性（9,301人，1.5％）よりもかなり多い（厚生労働省統計）。老衰以外の死因が平均寿命を短くしていて，4大死因（悪性腫瘍，心疾患，脳血管疾患，肺炎）が死因の68～70％程を占め，肺炎を除く3大疾患が死因に占める比率でも，男女とも各年齢で50％を超えている（2007年）。表IX-1は0, 65, 80歳の人が将来，死亡する確率を6つの項目で統計的に推測した値を示している。心疾患，脳血管疾患，肺炎で死亡する確率は年齢と共に高くなるが，悪性腫瘍による死亡の比率は高齢でむしろ下がる傾向がある。

　臨床では「心臓の拍動停止」，「呼吸の停止」，および「瞳孔の散大，対光反射の喪失」が不可逆的であると判断されれば「死」とされる。個体は消化器，呼吸器，循環器などの各臓器が神経系や内分泌系を介してお互いに非常に複雑に協調し合って個体全体の機能を保ち，「生きている」状態が維持されている。このような状態が保たれるには外からエネルギーを取り入れて利用しなければならず，それには食事を取ることが必要である。遷延性意識障害者（植物人間）のように長期にわたって意識を失った状態では呼吸や循環の機能は維持されていてもエネルギー源（栄養素）と水分の体内への補給，さらに排泄物の処理などの充分な介護をしなければ生命を維持することはできない。

　栄養素は体内にある程度蓄えることができるが，栄養素を利用するには各臓器への酸素の持

続的な補給が必要で，これには肺，呼吸中枢，心臓の機能が保たれ，これらの機能を結び付ける血液，血管，神経によるシステムの環（生命の環）の働きが重要である．体内に含まれている酸素量は1,400 mℓ程度で，安静時に250 mℓ/分程の酸素を消費するので，呼吸が止まれば単純計算では5分程しかエネルギー供給を維持できない．それで，「生命の環」が切れると短時間で死を迎える．しかし，酸素の供給ができなくなっても機能が完全に停止する時間には臓器によってかなりの差がある．

最近では医療の進歩により，人工呼吸器，適正な延命医療，場合によっては人工心臓，さらに点滴による栄養素の補給などにより各臓器への酸素やエネルギーの供給が維持できるようになり，心臓や呼吸中枢の自発性の機能が停止した状態でもある程度の期間生命が維持できるようになってきている．

遷延性意識障害者に対して延命治療をいつまで続けるかというのは複雑な問題を含んでいて，現在のところ，家族の意見に対する医師の対応も法律的な対応も確定していない．しかし，明確に死が近づいてきている末期患者と同様に，遷延性意識障害者に対しても治療の中止を認めようとする傾向が次第に現われてきている．

3. 脳　　死

脳死は総ての脳の機能が不可逆的に止まっているが，心臓の機能は保たれている状態である．心臓は自動的に活動し得るので脳の機能が失われても活動を続けることができるが，肺による呼吸は呼吸筋が脳（延髄）の呼吸中枢の支配を受けているので，この中枢の機能が失われると肺からの酸素の取り込みが停止し死を迎える．しかし，このような場合でも，人工呼吸器を用いて呼吸を維持すると血液循環を介して酸素が供給され，臓器の代謝を維持することができる．

遷延性意識障害者では意識は失われているが，自発性の呼吸機能は維持されている．一方，脳死では意識だけでなく，呼吸機能も失われていて人工呼吸によって代謝が維持されている状態である．世界的な傾向として脳死を個体の死として認め，脳死状態で臓器を摘出して，移植に用いるようになってきている．日本では1997年に「臓器の移植に関する法律（臓器移植法）」が成立し，本人があらかじめドナーカードなどにより臓器提供の意思を書面で示していて，家族の同意のもとに臓器移植が実施される場合には脳死を「人の死」として認めるようになっている．脳死状態では人工呼吸器で生命を維持しようとしても，数日から1週間以内に心臓の自発性拍動は停止すると考えられている．しかし，例外的に1週間以上自発性拍動が認められた症例も報告されている．

2009年7月に改正臓器移植法が成立した．これによって，従来の臓器移植法では脳死判定の対象は15歳以上に限られてきたが，今回，「脳死は人の死」の前提に，本人の意思が不明な

場合でも，家族の承諾で0歳からの臓器提供が可能となった。

　脳死は臓器移植法（1997年の成立）において，移植医以外の2人の専門的医師により，以下の基準で判定され，2回目の判定の終了時を死亡時刻としている。今までは2回の判定間隔を6時間以上としていたが，小児では脳機能の回復力が強いため，判定間隔を24時間以上としている。

　1. 深昏睡，2. 自発呼吸の消失，3. 瞳孔固定（両側4mm以上），4. 脳幹反射（対光反射，角膜反射，網様体脊髄反射，眼球頭反射，前庭反射，咽頭反射，咳嗽反射）の消失，5. 平坦脳波（30分以上平坦で刺激に無反応）

　ヒトの死の過程において，どの時点で死と認めるかは個人の宗教を含めた主観によって，場合によっては経済的な差によっても異なってくる。脳死を個体死とする主な理由は，脳のもつ精神機能（意識）が体の最も重要な機能であり，この機能が不可逆的に失われ（the point of no return といわれる），脳死状態も長く続かずに心臓の拍動も停止して，通常の死を迎えること，さらに，医療の管理下で脳死の状態を維持するにはかなりの経済的負担が求められることなどが挙げられる。

おわりに

　私達がいかにして生まれ，育ち，子供を産み，一生を終えるかという過程について述べてみた。人類が地球上に現われてきたのは，長い進化の過程で遺伝子が次第に変化した結果である。「個体の発生は系統発生の繰り返しである」といわれ，胎児の発育のかなりの段階までの過程は他の動物と共通している。ヒトと，チンパンジーなどの類人猿との遺伝子の間にはごく僅かな差しかなく，特定の遺伝子の関与が生育する過程で非常に重要であることを示している。

　本書では卵子と精子が受精した後の「Ⅰ　胚子の発生」および「Ⅱ　胎児の発育」の章が多くの部分を占めているが，これらから遺伝子の関与の複雑性を感じ取られることを期待している。「Ⅰ　胚子の発生」では卵子の受精後から2ヶ月程までの胚子について，消化系，循環系や神経系などに属する各種の組織が驚くべき速さで発生してくる過程について述べている。「Ⅱ　胎児の発育」では身体の複雑な形態が次第に整ってくる胎児について，出産までの各種の臓器，器官の発育について述べている。「Ⅲ　分娩（出産）および哺乳」以降は出産から始まって，成長し，老年期を経て死を迎えるまでの一生の経過について，メタボリックシンドロームや骨粗鬆症などの病態生理についても含めて述べている。

　ヒトの一生を考える場合，各臓器や器官の発生，発育，機能だけでなく，進化の過程で中枢神経の中で早い時期に発生した大脳辺縁系の機能である本能（食欲や性欲）によってわれわれの体が維持され，ヒトの存在が保たれている事実を理解することが重要である。しかし，このこと以外に，本書が進化や個体発生の過程で辺縁系より遅い時期に発達してきた大脳新皮質の機能を基にした知識，技術，芸術や哲学などのヒトとしての特徴などについても考えて頂くきっかけになれば幸いである。

　最後に，かなり専門的な内容にもかかわらず，非常に丁寧に原稿の校正をして頂いた九州大学出版会の奥野有希氏に感謝の意を表します。

索引（アルファベット順）

A
アディポカイン　　101, 102
アディポネクチン　　30, 101
アクチビン　　90
アンジオテンシン　　101, 111, 112, 121
アポリポタンパク質　　98, 100
アポトーシス（プログラム死）　　24, 51, 54, 63, 77, 85, 119

B
Bリンパ球（B細胞）　　25
バソプレッシン　　42, 76, 111
ボーマン嚢　　40, 41
勃起　　92
ボタロー管　　75
分娩　　23, 53, 58, 60, 62, 75

C
Ca調節系　　43, 44, 51, 77, 84, 124-127

D
DNA鎖　　1, 6, 7, 9, 11, 120
大脳辺縁系　　53, 55, 83
男性ホルモン　　12, 43, 45, 47, 49, 55, 91, 124, 128
脱共役タンパク質　　74, 99
脱落膜　　16, 17, 29, 32, 61
動脈管　　30, 31, 63, 75

E
ES細胞（胚性幹細胞）　　12, 118
エイコサペンタエン酸　　99, 104
液性調節因子（サイトカイン）　　25, 50, 60, 84
エストロジェン　　45, 46, 55, 61, 64, 83, 85, 89-91, 95, 124, 128

F
副睾丸　　92, 93
副交感神経　　36, 37, 56, 92, 93, 107
副甲状腺　　86, 126, 128
副腎皮質（ホルモン）　　40, 43, 62, 64, 75, 112, 121
副腎皮質刺激ホルモン　　42, 43, 45, 62, 108

副腎皮質刺激ホルモン放出ホルモン　　42, 43, 45, 62
副腎髄質　　44, 55
フリーラジカル　　34, 115, 119, 120

G
外胚葉　　16, 17, 19, 20, 24, 36, 44
概日リズム（変動）　　56, 111
ゲノム　　1
月経（周期）　　23, 46, 58, 64, 79, 89-91, 124
原始卵胞　　83, 88
減数分裂　　11, 14, 83, 89, 92
原腸胚　　16, 20
ゴナドトロピン放出ホルモン　　42, 55, 67, 83, 89
グラーフ細胞（卵胞細胞）　　88-90
グレリン　　76, 107, 108, 116
グリア芽細胞　　52
グリア細胞　　42, 52-54, 77
グリコヘモグロビン　　105
グルカゴン　　44, 77, 99, 109

H
胚盤　　15, 17, 19, 20, 36
胚盤胞　　14, 16, 94
胚外体腔　　15, 16
配偶子　　1
肺（発育）　　38, 39, 62, 75
排卵　　12
胚性幹細胞（ES細胞）　　12, 20, 118
胚子　　1, 15-18, 20, 22, 29
破骨細胞　　43, 51, 84-86, 127, 128
破水　　52
ヘモグロビン　　30, 36, 38, 74, 76, 105
閉経　　88, 89, 91, 124, 125, 128
平均余命　　114, 129
平均寿命　　114, 129, 134
皮膚（老化）　　74, 75, 109, 114, 127, 130
肥満症　　99, 101, 102, 109, 111
泌尿器（発育）　　40
ヒト絨毛性ゴナドトロピン　　46, 47, 61, 91, 95
ヒト絨毛性ソマトマンモトロピン　　46
骨（成長）　　43, 49, 50, 84, 117, 124, 125,

128
本能　53, 83, 129
翻訳（染色体）　8-10
哺乳　64
ヒューザー膜　15

I
遺伝子　1, 6, 7, 9, 11, 12, 109, 115-117, 120
インヒビン　90
インクレチン　109, 110
インスリン　42, 44, 77, 86, 101, 104, 107, 109, 110
インスリン様成長因子　49, 53, 84, 116

K
割球　14, 16, 94
核分裂　10
核酸　1, 116
感覚器官（老化）　130
感覚機能（生後発育）　80
幹細胞　12, 20, 23, 25, 37, 51, 52, 117, 129
肝臓（発育）　32, 34, 36, 37, 74, 76, 100, 123
カルシトニン　43, 51, 77, 127
過酸化脂質　104, 116, 119, 120, 130
活性ビタミンD　51, 84, 117, 126-128
活性酸素　105, 116, 119, 120, 122, 130
健康寿命　114
血液　30, 32-35, 40, 76, 123
血液栄養　21
血液脳関門　55
血液循環（胎盤）　32, 34
血液循環（胎児）　31, 74
血島　23
血糖値　46, 93, 104-106
キヌレニン　63
キロミクロン　98, 99
基礎代謝量　102
コドン（暗号子）　9, 10
骨格筋（発育）　51
骨格筋（思春期）　86
骨格筋（老化）　116-118, 128, 129
呼吸器系（発育）　18, 38, 39
コレステロール　45, 91, 98-100, 104, 122, 127
コルチゾール　43
骨塩　50, 85
骨芽細胞　49-51, 84-86, 127, 128
骨形成　49, 84, 85, 117, 127-129

骨形成因子（骨誘導因子）　19, 50, 84
骨形成タンパク質（MBMP）　19, 50, 84
骨吸収　84, 128
骨細胞　50, 85
骨粗鬆症　109, 117, 128, 129
骨髄　25, 34, 38, 123, 131
睾丸（精巣）　12, 47, 92
交感神経　24, 44, 55, 74, 93, 101, 121
高血圧　94, 98, 101, 110, 112, 121
高密度リポタンパク質（HDL）　65, 94, 99, 100
甲状腺　18, 42, 43, 77
甲状腺ホルモン　42, 43, 49, 74, 77, 84, 87, 99, 124, 126
甲状腺刺激ホルモン（TSH）　42, 77
甲状腺刺激ホルモン放出ホルモン（TRH）　42
クロトー遺伝子　117, 125
胸腺　25, 44, 123, 131

M
メイラード反応　105
免疫系　25, 34, 63, 66, 101, 102, 118, 122, 131
メタボリックシンドローム　97, 100, 101, 104
メラトニン　56, 79

N
内分泌系（発育）　13, 38, 42, 53
内分泌系（新生児）　76
内分泌系（思春期以降）　79, 83, 101, 107
内分泌系（老化）　110, 118, 124
内胚葉　18-20, 36-38
内臓脂肪症候群　97
ネフロン　40, 41, 122, 123
妊娠　27, 87, 91, 94, 95
妊娠週数（期間）　27, 28, 30, 58, 94, 95
ノンレム睡眠　56, 76, 79
脳下垂体　42, 55, 62, 76, 89-91, 111
脳（発育）　19, 24, 52-55, 72, 77
脳の性分化　55
脳死　135, 136
尿細管　40, 41, 76, 111, 117, 126, 127
乳児期　71, 78
乳児死亡率　71

O
オキシトシン　42, 61, 64
オレキシン　107-109
オステオカルシン　85
黄体　16, 45, 46, 89-91, 95

黄体形成ホルモン（LH）　42, 46, 55, 67, 83, 88, 124
黄体形成ホルモン放出ホルモン（LHRH）　42, 46, 55, 67
黄体期　14, 89, 99

P
プログラム死（アポトーシス）　24, 25, 81, 63
プロラクチン　46, 64, 65, 95
プロスタグランジン　61, 75, 84, 91, 116
プロテオグリカン　85, 122
プロジェステロン　45, 46, 61, 64, 89, 91, 92, 95, 124

R
ライジッヒ細胞　46-48, 55, 92
卵母細胞　14, 83, 88, 89, 94, 95
卵円孔　30, 31, 63, 74, 75
ランゲルハンス島（膵島）　38, 44, 77, 109
卵膜　29, 62, 63, 89
卵胞　46, 48, 83, 88-91
卵胞刺激ホルモン　42, 46, 55, 79, 124
卵子　1, 12, 14, 16, 83, 88, 89, 91
卵祖細胞　48, 83
卵巣　14, 47, 48, 67, 79, 88, 90, 124
卵巣周期　89, 91
レム睡眠　56, 78, 79
レニン-アンジオテンシン-アルドステロン　111, 121
レプチン　59, 101, 107, 109
レヴィ小体　130
レジスチン　101, 102
リボ核酸（RNA）　7
リボソーム　8, 9
リモデリング（骨）　84, 85
リポフスチン　116
リポタンパク質　65, 93, 98-100, 122
リンフォカイン　26
離乳　65, 66, 73
ノンレム睡眠　56, 76, 79
老化　86, 106, 109, 115, 116, 118, 120, 121

S
サーファクタント　39, 62, 75
サーカディアンリズム　56, 79, 111
サーチュイン　115
細胞死（アポトーシス）　24, 63, 83
細胞老化　118
臍帯　17, 30, 51, 59, 63
サイトカイン（液性調節因子）　25, 26, 50, 60,
　　64, 86, 101, 122, 131
産褥　64
精母細胞　92
精液　93-95
性ホルモン（男性，女性）　12, 34, 43, 45, 46, 48, 55, 67, 85, 90, 91, 124, 128
性行動　83
性の決定　12, 47, 55
性腺刺激ホルモン（ゴナドトロピン）放出ホルモン　46
性染色体　7, 8, 12, 48, 84, 92
精子　1, 7, 11, 12, 14, 46, 47, 92-95
精祖細胞　47, 92
精巣（胎児）　12, 46-48, 55, 92, 124
精巣上体（副睾丸）　93
生殖器（胎児）　12, 30, 37, 45-48
生殖器（老化）　124
性周期　12, 55, 79, 89, 90
成長ホルモン（GH）　42, 46, 53, 55, 64, 76, 79, 84, 116
成長ホルモン放出ホルモン（GRH）　42, 56, 76
成人ヘモグロビン（HbA）　30, 76, 105
成人期　93
脊索　17, 19, 20
染色体　7, 8, 10-12, 47, 83, 92, 95, 118
接合子　1, 14, 16
死（細胞死を除く）　102, 114, 122, 124, 133-135
脂肪細胞　30, 44, 59, 74, 93, 99, 101
子宮　14, 16, 29, 33, 49, 60, 62, 64, 89, 90, 93, 95
神経芽細胞　52, 117
神経胚　24, 44
神経幹細胞　52, 78, 129
神経系（発育）　24, 30, 52, 53, 55, 73, 77, 78, 80
心肺機能（新生児）　74
新生児期　71, 73
新生児期の体温　65, 71, 74, 79
新生児（乳児）死亡率　59, 60, 71
心臓形成　18, 20-23
脂質代謝　104, 109
視床下部　12, 24, 40, 42, 43, 53-55, 61, 62, 64, 76, 79, 83, 87, 89, 92, 101, 107, 111
思春期　12, 43, 44, 47, 48, 50, 55, 65, 78, 79, 83, 86, 87, 89, 90, 92
ソマトスタチン　44, 76
組織栄養　20
桑実胚　14, 16, 94
睡眠（胎児）　56

睡眠（生後）　65, 76, 78, 79, 89, 104, 107
膵島（ランゲルハンス島）　34, 38, 44, 77, 107, 109
膵臓　18, 20, 36, 38, 42, 44, 109
射精　48, 92, 93
消化器（発育）　19, 35
食欲制御物質　106
食欲促進物質　107
食欲抑制物質　108
出産　35, 40, 53, 58, 63, 64, 74
出生率　54, 58
出生数　28, 53, 58
周産期　65

T
Tリンパ球（T細胞）　25, 123, 131
胎盤　17, 23, 29, 32, 33, 46
胎盤剥離　63
胎盤のホルモン　46, 47, 61, 64, 91, 94
胎動　30
体外受精　95
胎嚢　25
体温（新生児）　74, 79
代謝症候群（メタボリックシンドローム）　97
代謝当量　103, 123
胎児（期）　20, 24, 29
胎児ヘモグロビン（HbF）　30, 76
胎児生存率　28
体軸　19
低密度リポタンパク質（LDL）　65, 99, 122
転写　7, 8
テロメア　116, 118
テストステロン　43, 45-47, 55, 83, 85, 86, 91, 92, 124, 128
トランス不飽和脂肪酸　65, 104
トリアシルグリセロール　98
頭殿長（CRL）　23, 28
糖化（グリコ）ヘモグロビン　105, 106
糖代謝　104
着床　12, 14

中胚葉　16-18
中性脂肪　93, 98
中腎管（ウォルフ管）　40, 48
中枢神経系（胎児）　53
中枢神経系（生後発育）　77
中枢神経系（老化）　129

U
ウォルフ管（中腎管）　40, 48, 49
運動機能（新生児）　72, 81

X
X染色体　7, 48

Y
Y染色体　7, 12, 47, 95
幼児期　72
羊膜　15, 29, 30, 61
羊水　15, 20, 30, 35
遊離脂肪酸　98

Z
全能性幹細胞　12
人工授精　95
陣痛　60, 62
腎臓（発育）　40, 41
腎臓（新生児）　76
腎臓のCa調節　126, 127
自律神経系　53, 55, 84, 124
造血機構　23, 34, 118
造血性幹細胞　23
上皮小体（副甲状腺）　44, 77
女性ホルモン　45, 46, 55, 85, 90, 91, 128
循環系（形成）　20, 21, 23
循環系（発育）　30-33
循環系（出生児）　63, 71, 74
循環系（老化）　121
授乳　64, 66
受精　91, 93, 95

欧文略語

ACTH（adrenocorticotropic hormone）　42, 43, 45, 62, 108
BMI（body mass index）　102, 103, 115, 122
BMP（bone morphogenetic protein）　17, 19, 50, 84
BMR（basal metabolic rate）　102, 103

CRH（corticotropin-releasing hormone）　42, 43, 62
CRL（crown-rump length）　27, 28
DNA（deoxyribonucleic acid）　5-13, 20, 24, 86, 118-120
eAG（estimated Average Glucose）　105, 106

FFA（free fatty acid） 98
FSH（follicle stimulating hormone） 42, 46, 55, 83, 89-92, 124
GH（growth hormone） 42, 46, 53, 76, 83-86, 116
GLP（glucagon-like peptide） 109
GnRH（gonadotropin-releasing hormone） 42
GS（gestational sac） 27
HbA（adult hemoglobin） 30, 31, 76, 105
HbAl（glycohemoglobin） 105, 106
HbF（fetal hemoglobin） 30, 31, 76, 106
HDL（high density lipoprotein） 65, 97-100, 104
IGF（insulin-like growth factor） 49, 53, 79, 84, 116, 124
IVF-ET（in vitro fertilization and embryo transfer） 95
LDL（low density lipoprotein） 65, 100, 120, 123
LH（luteinizing hormone） 42, 46, 55, 67, 83, 88-92, 124

LHRH（luteinizing hormone-releasing hormone） 42, 46, 55, 67, 124
MET（metabolic equivalent of task） 103, 104, 123
NANC（non-adrenergic non-cholinergic）nerve 93
PG（prostaglandin） 61-63
PRL（prolactin） 46
PTH（parathyroid hormone） 44, 49, 51, 77, 84, 126-128
RAA（renin-angiotensin-aldosterone） 111, 121, 122
RNA（ribonucleic acid） 6-11, 13
REM（rapid eye movement）sleep 56
Sdi1（senescent cell derived inhibitor of DNA synthesis 1） 118
TGF（transforming growth factor） 19, 64, 84, 86
TSTGF（Thymic Stroma-derived T-cell Growth Factor） 25
UCP（uncoupling protein） 99

人名付き用語

Babinski reflex 81
Bowman's capsule 40
Graafian follicle 89
Langerhans islets 44
Lewy body 130
Leydig's cell 46

Maillard reaction 105
Moro reflex 81
Müllerian duct 48
Sertori cell 47
Wolffian duct 40

著者略歴

富田忠雄（とみた　ただお）
昭和30年　久留米医科大学卒業
昭和31年　九州大学医学部助手採用（生理学教室）
昭和35～37年　米国フロリダ大学留学（生理学教室）
昭和39～43年　英国オックスフォード大学留学（薬理学教室）
昭和43～47年　九州大学医学部助教授（生理学教室）
昭和47～54年　福岡大学医学部教授（生理学教室）
昭和54～平成7年　名古屋大学医学部教授（生理学教室）
平成7～11年　藤田保健衛生大学教授（総合医科学研究所）
平成11～14年　愛知県豊橋赤十字血液センター所長
現在　名古屋大学名誉教授

長　琢朗（おさ　たくろう）
昭和32年　九州大学医学部卒
昭和34年　九州大学医学部助手採用（生理学）
昭和41～42年　スイス，ベルン大学留学（薬理学）
昭和42～43年　英国ケンブリッジ大学留学（薬理学）
昭和43～52年　九州大学歯学部助教授（生理学）
昭和52～平成8年　山口大学教授（生理学）
現在　山口大学名誉教授

瓦林達比古（かわらばやし　たつひこ）
昭和49年　九州大学医学部卒業。同年九州大学医学部産婦人科入局
昭和50～55年　九州大学医学部大学院（生理・薬理学）
昭和53～55年　米国ブラウン大学留学
昭和55～56年　九州大学医学部産婦人科助手
昭和56～57年　九州労災病院産婦人科勤務
昭和57～平成3年　佐賀医科大学産婦人科講師
平成3～9年　福岡大学医学部産婦人科助教授
平成9～21年　同主任教授
平成17～19年　福岡大学病院長
平成19年～　福岡大学副学長（医学医療・健康担当，兼産婦人科教授），現在に至る。

ヒトの一生の生理学
――生から死まで――

2011年2月15日　初版発行

著者　富田忠雄
　　　長　琢朗
　　　瓦林達比古

発行者　五十川直行

発行所　（財）九州大学出版会
〒812-0053　福岡市東区箱崎7-1-146
九州大学構内
電話　092-641-0515（直通）
振替　01710-6-3677

印刷・製本／大同印刷㈱

© 2011 Printed in Japan　　ISBN 978-4-7985-0042-3

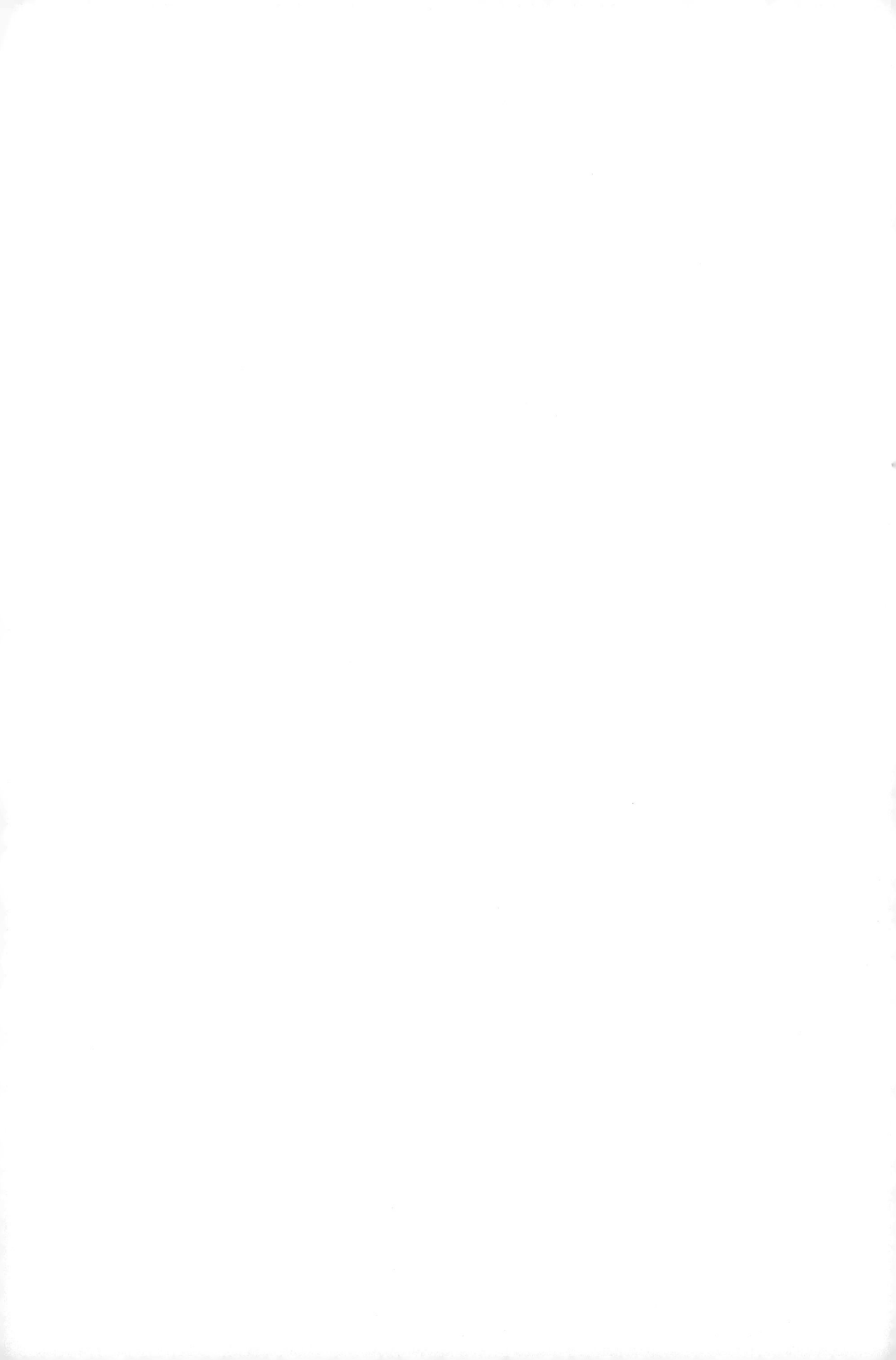